생각+플러스

뇌 건 강 프 로 젝 트 ⑥

저자소개

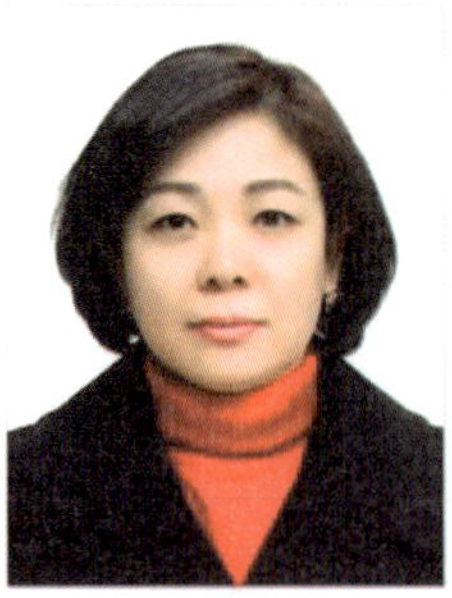

김민지

중원대학교 교육학 박사
(현) 제천 한방주야간보호센터 시설장

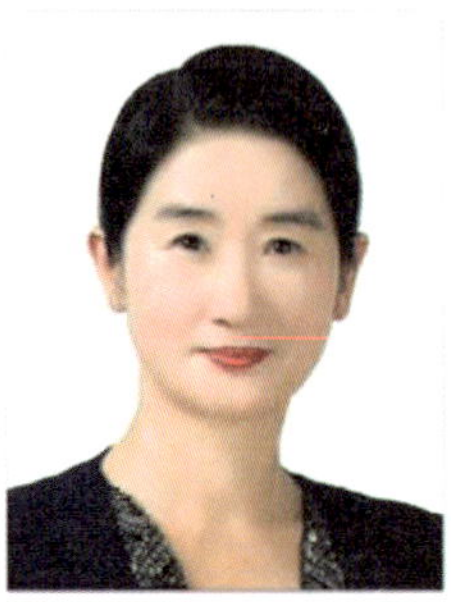

장일상

중원대학교 교육학 박사
(사) 행복나눔연구소 대표
100세건강연구소 소장
이혈건강심리상담협회 회장
(사)국제명상치유센터 이사

뇌 건강 프로젝트 ⑥

생각 플러스$^+$

2023년 11월 20일 1판 1쇄 발행
2023년 11월 25일 1판 1쇄 발행

지은이 김민지, 장일상
그린이 최윤정, 정선보, 조가현
펴낸이 조재성
펴낸곳 서현사

등 록 2002년 8월 14일 제 03-01392호
주 소 경기도 고양시 일산동구 중앙로 1055번지 레이크하임 206호
전 화 031-919-6643
팩 스 031-912-6643

ISBN 979-11-88986-61-3 94150
979-11-88986-55-2 (세트)

정가 12000원

머리말

초고령화 사회로 가고 있는 우리나라에서 인지기능 장애로 인한 의료비 부담이 아주 큽니다. 인지기능 장애는 회복이 어려워 한번 발병하면 차츰 악화되어 국가적인 차원에서 발병 예방에 힘을 쓰고 있습니다.

인지기능 장애 증상들은 초기에는 서서히 진행하기 때문에 함께 생활하는 가족들도 증상을 곧바로 알아차리기 어렵습니다. 가족이 인지기능 장애를 의심하고 병원을 찾았을 때는 이미 상당히 진행된 경우가 많습니다. 따라서 인지기능 장애를 예방하기 위해서는 정기적이고 장기적으로 전문의의 진료를 받는 것이 좋습니다.

인지기능 장애를 예방하기 위해선 생활 습관을 예방에 맞춰 바꾸는 것이 중요합니다. 매일 운동을 하며 인지 활동을 하고, 친구들을 만나고 소통을 하는 생활 습관으로 바꾸는 것이 무엇보다 중요합니다.

내 몸에 무리가 가지 않도록 꾸준히 하는 운동은 예방에 가장 중요한 신체활동입니다. 걷기와 달리기 등 꾸준한 운동은 내 몸의 활력을 향상하고 건강한 노후를 보낼 수 있습니다.

다음으로 인지 활동이 필요합니다. 이 책에서 다루는 인지 활동 프로그램들은 독서, 일기 쓰기, 글짓기 등과 함께 뇌를 자극하고 뇌를 건강하게 하는 것입니다. 어려운 문제를 해결할수록 뇌가 단련되어 치매 예방에 효과가 있습니다.

마지막으로 많은 사람들과 소통, 이야기하고 경청하는 만남을 지속하는 생활 습관도 꼭 필요합니다. 최근에는 혼자 생활하는 독거노인들이 많습니다. 이분들이 자발적으로 소통할 수 있는 다양한 여건들이 만들어져야 합니다.

이 책은 인지기능 장애 예방 중에서 인지 활동을 통한 뇌 기능 강화를 위해 인지훈련의 다양한 자료를 소개하고 있습니다. 우리 주위에는 인지훈련 자료가 다양하게 소개되고 있고 나름대로 가치가 있습니다. 이 책에서 다루는 국어, 수학 관련 자료와 인지 활동 프로그램들도 난이도의 차이가 있지만 현장 활동가들이 쉽게 이해하고 프로그램을 진행할 수 있는 범위에서 정리하였습니다. 현장 활동가들이 쉽게 인지 기능 장애 예방을 바라는 많은 어르신들과 소통하는 자료로서 가치가 인정된다면 더할 나위 없는 기쁨이겠습니다.

2023년 저자대표 김민지

목차

1. 건강한 뇌

(1) 치매의 실태와 예방

2022년 우리나라 60세 이상 노인인구 수 13,153,957명 중 추정 치매환자 수는 960,555명입니다. 추정 치매 유병률은 7.3%이고, 년 간 치매관리비용은 21조 3천 2백6십억 원정도가 들어가고 있습니다. 2045년도엔 대략 200만 명 정도가 치매로 고생할 것으로 예측을 하고 있습니다.

본인과 가족, 주위의 사람들에게 많은 고통을 동반하는 치매를 예방하기 위해서는 다양한 예방활동이 필요합니다.

중앙치매센터에서 배포하는 '치매예방 333'에는 3권(勸), 3금(禁), 3행(行)의 실천을 강조하고 있습니다.

3권(勸)은 일주일에 3번 이상 운동, 생선과 야채를 골고루 섭취하는 식사, 부지런히 읽고 쓰기를 권하고 있습니다.

3금(禁)은 절주와 금연, 뇌에 충격이 가해지는 것을 금하고 있습니다. 일을 하다가 본의 아니게 머리를 심하게 다칠 수도 있습니다. 안전모를 쓰는 등 머리에 물리적인 충격이 가지 않게 합니다.

3행(行)은 적극적인 건강검진, 소통, 치매예방을 위한 조기 검진 등이 있습니다.

그동안 코로나19로 인해 치매안심센터, 노인복지관 등 단체 활동에 많은 제약이 있었습니다. 최근 들어 코로나19의 감소세에 맞춰 어르신들이 많이 모이는 모임, 노인복지관, 치매안심센터 등을 중심으로 치매예방을 위한 많은 활동이 활기를 띠기 시작했습니다.

다양한 프로그램을 이용할 수 있으니 치매안심센터 등을 적극적으로 방문하는 것도 좋은 방안입니다.

(출처 : 2022중앙치매센터 연차보고서, 2022 대한민국 치매 현황)

(2) 건강한 뇌

나이가 들어도 뇌는 단련할 수 있습니다.

스웨덴의 카롤린스카 연구소가 1260명의 60~77세의 고령자를 2개 그룹으로 나누어, 한쪽은 두뇌 트레이닝 운동과 식사 지도, 혈압 등의 건강관리를 실시(이하, A그룹)하고, 다른 쪽에는 건강 상담만을 실시(이하, B그룹)한 연구 데이터가 있습니다.

2년 후, A와 B 두 그룹 참여자의 두뇌가 어떻게 작동하는지 '인지 기능 테스트'를 실시했습니다. 그 결과, B의 점수를 100으로 할 때, A는 125가 되었습니다. 특히 기억이나 정보를 일시적으로 유지하면서 어떤 작업을 수행하는 '실행 기능 테스트'의 성적은 B를 100으로 하면, A는 183으로 큰 차이를 보였습니다.

뇌 건강을 위해선 꾸준히 일정한 시간을 뇌 훈련을 하는 것이 중요합니다.

아침에 산책을 하고 5분 정도라도 뇌 건강 프로그램을 하는 것을 권합니다. 두뇌 회전을 지원하는 도파민, 노르아드레날린, 세로토닌 등 많은 물질들은 아침부터 오전 중 그 분비가 최고라고 합니다. 그래서 아침에 5분의 인지활동은 치매예방에 좋습니다.

아침이나 오전에 햇볕을 받으며 운동을 하고 정해진 시간에 식사를 하는 것이 바이오리듬을 정돈하고 질 좋은 수면으로 이어집니다.

최근 연구에 의하면 노화에 따라 숙면을 취하지 못하는 것이 기억력 저하를 불러온다고 합니다.

건강을 위해 깊은 숙면은 필요합니다.

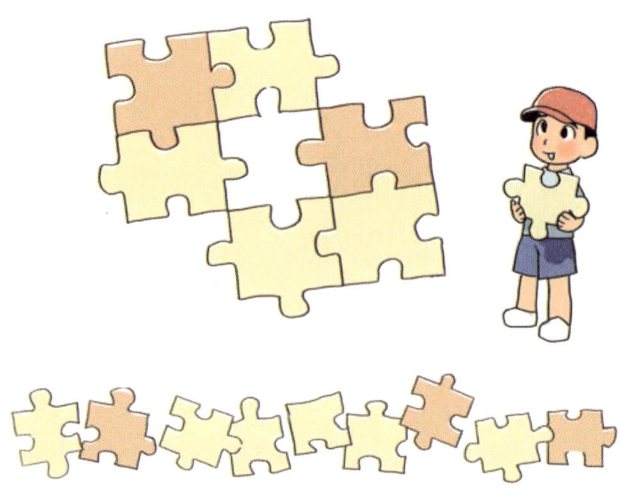

웃는 것만으로도 뇌가 활성화됩니다.

매일 웃으며, 재미있게 생활하는 것은 중요합니다. 비록 의도적으로 만들어 내는 웃음이라도 뇌는 즐겁다고 인지합니다.

즐겁다, 행복하다고 느끼면 쾌감이나 동기와 관련된 활동이 높아지고, 스트레스에 반응하는 호르몬 분비가 감소하고 기억력이 높아진다고 합니다.

한층 더 큰 웃음과 함께 전두전야를 중심으로 뇌 활동이 활성화됩니다. 다른 사람의 웃음을 보는 것만으로도 뇌가 활성화되고, 뇌뿐만 아니라 웃는 얼굴은 면역력 향상, 혈당치 저하로 이어집니다.

미소로 서로 바라보는 것만으로 행복감을 얻을 수 있고, 거기에다 대화를 하는 것도 뇌 활동을 활발하게 하는 뇌 훈련이 됩니다. 상대방의 감정을 읽고, 좋은 곳을 찾거나, 좋은 느낌으로 주고받는 대화는 워킹 메모리를 활발하게 사용합니다.

그리고 자신이 진심으로 두근두근 할 수 있는 즐거움을 가지세요. 여행, 게임, 수다, 퍼즐 등 무엇이든 좋습니다. 실제로 즐기고 놀 때도 뇌의 선조체가 활동을 높이고 도파민의 분비가 늘어납니다. 머리의 기능 저하 예방이 되는 것입니다.

매일 웃는 얼굴로 있을 수 있도록, 두근두근 할 수 있는 즐거움을 가지는 것은 인생에 있어서도, 뇌에 있어서도 중요합니다.

2. 기억회상과 언어활동

| 사용방법 |

(1) 기억회상

어르신들 누구나 과거에 사용했던 물건과 추억이 담겨 있는 그림을 보고 기억회상을 할 수 있습니다. 몇 개의 질문이 있고 정답은 뒤에 수록되어 있습니다. 정답이 따로 없는 것은 누구나의 기억이 다를 수 있기 때문에 예시로만 정리하였습니다.

정확하게 의사표현을 하는 것도 아주 좋은 뇌 건강 훈련입니다. 활동가님들이 예시를 읽어주며 답을 할 수 있게 도와주세요.

언어활동은 단어 만들기와 단어 찾기 등으로 구성되어 있습니다.

(2) 단어 찾기

자음과 모음이 나열되어 있습니다. 자음과 모음을 조합하여 의미 있는 단어를 만들어보세요.

자음과 모음으로 만들 수 있는 글자를 숫자에 맞춰 의미 있는 단어를 찾아보세요.

자음과 모음의 수는 3자에서 13자까지 나열되어 있습니다.

단어는 1글자 단어에서 4글자 단어까지 난이도가 차츰 높아집니다.

쉬운 것을 먼저 하고 어려운 것은 답을 찾기 어려우면 다음에 하길 권합니다.

자음과 모음을 앞뒤로 옮겨보면 의미 있는 단어를 찾을 수 있습니다.

난이도가 높은 것은 연필로 선을 그어가면서 단어를 찾아보세요.

(3) 단어배열

주어진 글자를 조합하여 단어를 만들면 됩니다.

(4) 공통어 찾기

위에서 아래로, 좌측에서 우측으로 두 글자 단어를 만드는데 들어갈 공통어를 찾아보세요.

(5) 끝말잇기

단어의 마지막 글을 다음 단어 첫 글로 시작하여 끝말잇기를 해보세요.

(6) 퀴즈

시사적인 것과 역사적인 것으로 누구나 알고 있는 사실들로 문제를 구성하였습니다. 질문을 이해하고 기억을 회상하면서 답을 적어보세요.

(1) 기억회상

❶ 성냥

다음 그림을 보면 어떤 기억이 떠오르는지 회상해보세요.

1. 즐거웠던 기억은 무엇인가요?
2. 어디에 사용하는 것인가요?
3. 언제 사용하였습니까?
4. 이 물건을 사용할 때 주의할 점은 무엇인가요?

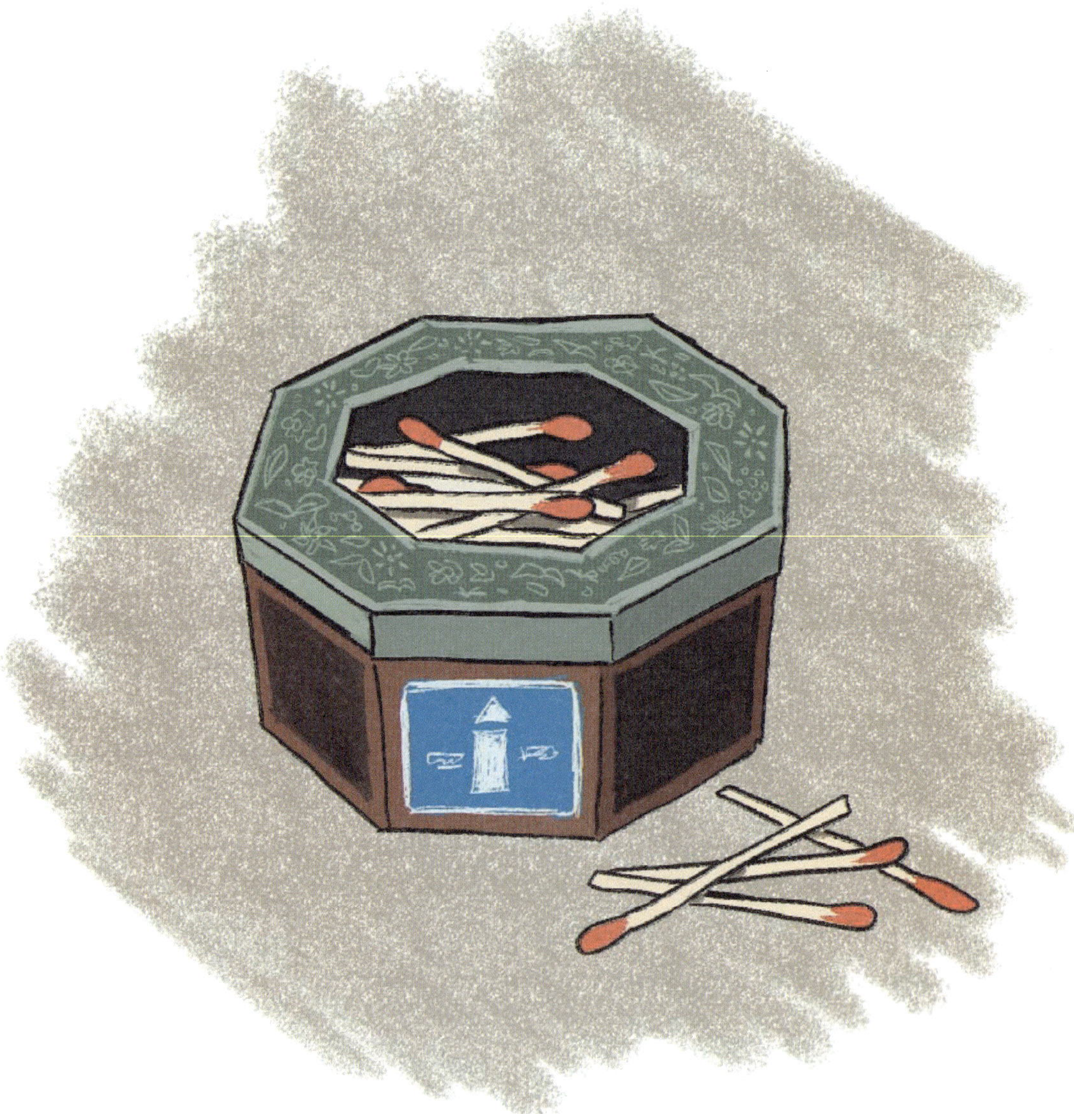

❷ 등잔(호롱대)

다음 그림을 보면 어떤 기억이 떠오르는지 회상해보세요.

1. 즐거웠던 기억은 무엇인가요?

2. 어디에 사용하는 것일까요?

3. 언제 사용하였습니까?

4. 이 물건을 사용할 때 주의할 점은 무엇인가요?

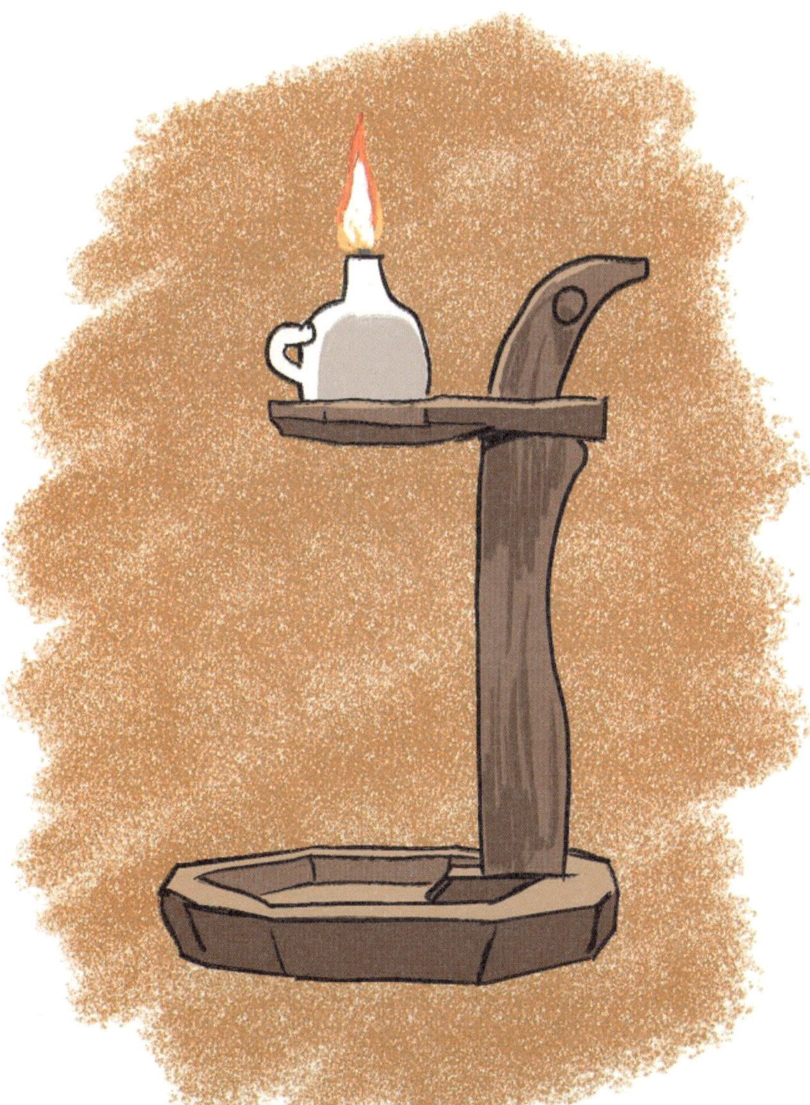

❸ 팽이치기

추운 겨울이 돌아왔어요.

얼음 위에서 팽이치기를 합니다.

팽이가 잘 돌아가네요.

도련님은 마당쇠가 만들어준 팽이로 재미있게 놀고 있어요.

1. 다음 그림은 어떤 계절에 즐겨하던 놀이일까요?
2. 어린 시절을 떠올려 봅시다. 할머니는 주로 어떤 놀이를 하셨나요?
3. 할아버지는 주로 어떤 놀이를 하셨나요?

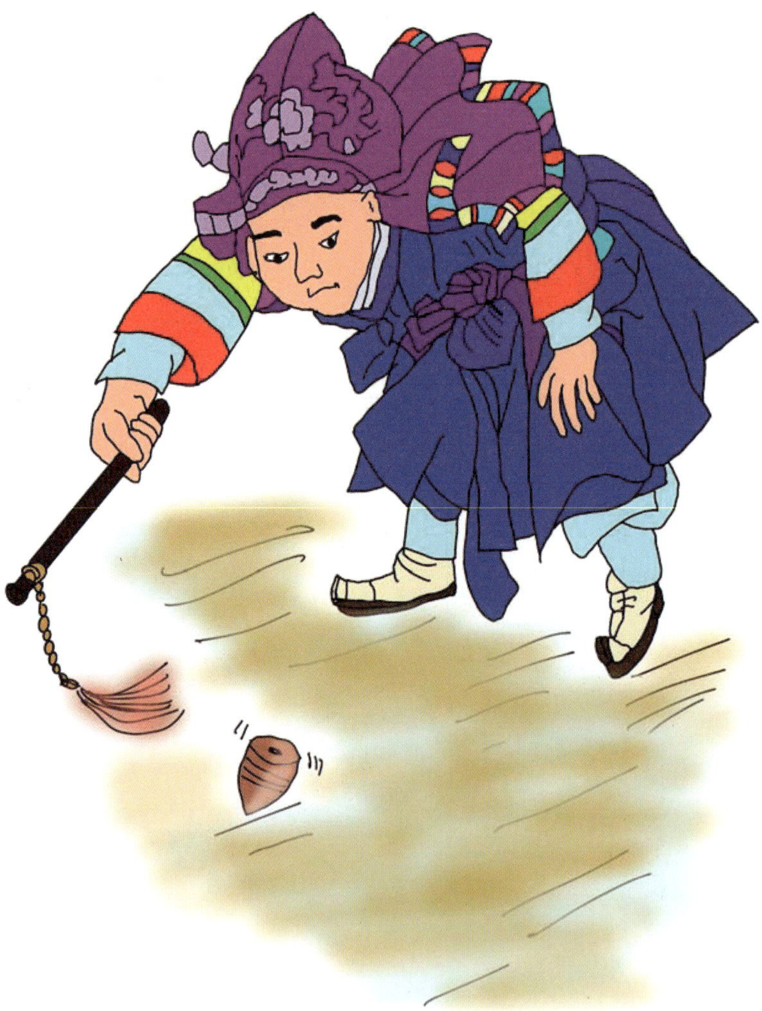

❹ 바느질

어머니께서 고운 한복을 바느질하고 계시네요.

1. 바느질하며 만드시는 것이 무엇인가요?
2. 바느질 하는 데 필요한 물건은 어떤 것이 있나요?
3. 그림을 잘 살펴보고 그림 속에 있는 물건들을 이야기해보세요.
4. 할머니는 바느질을 잘 하셨나요?
5. 누구의 옷을 만들어 보셨나요?

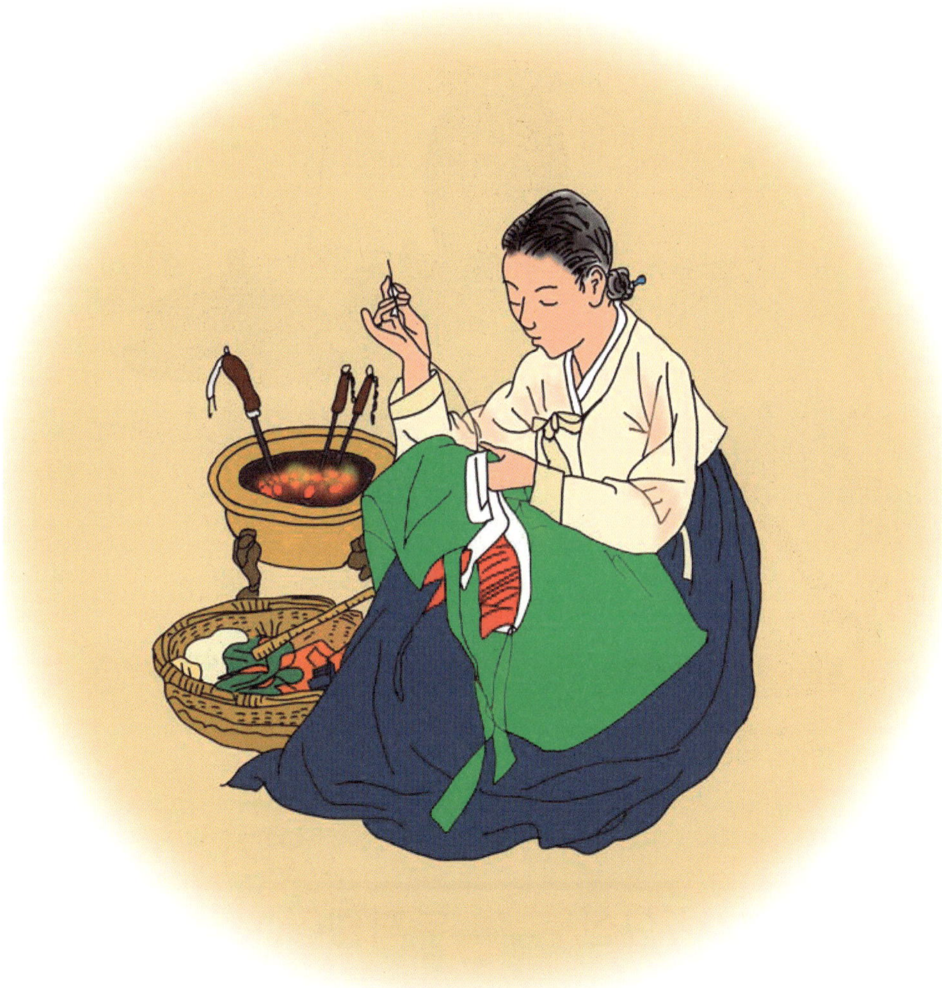

❺ 밥 짓기

어머니는 아궁이에 불을 지펴 가마솥에 가족을 위한 맛있는 저녁밥을 짓고 계십니다. 땔감 타는 뿌연 연기에 눈물을 훔치곤 하셨지요.

1. 아래 그림의 장소는 어디인가요?
2. 다음 그림을 보고 그림에 해당하는 단어를 찾아 선을 연결해보세요.

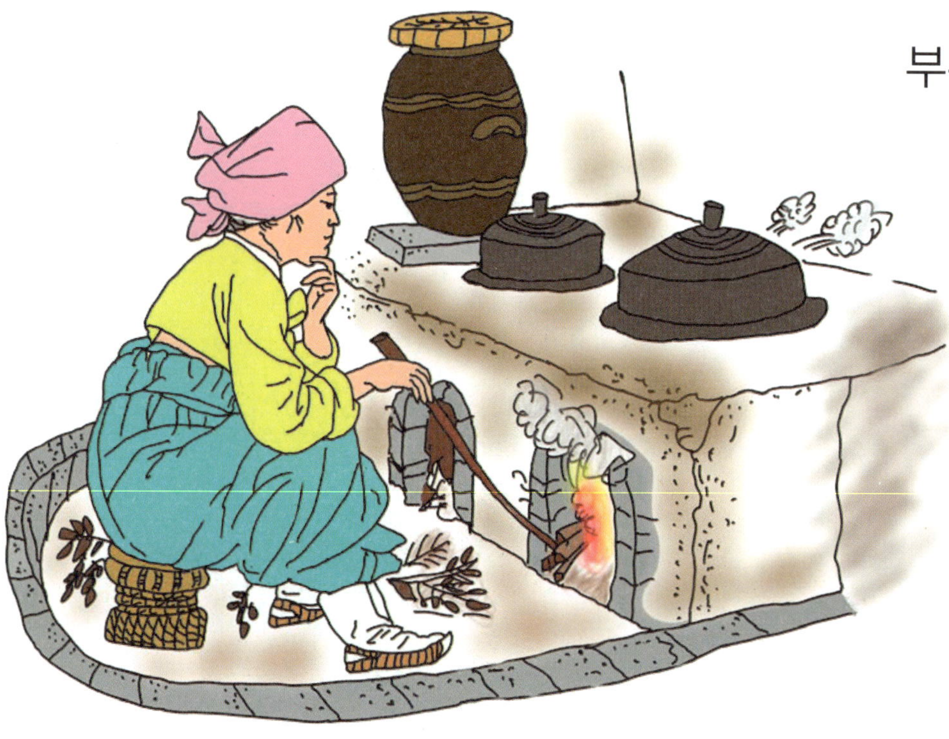

(2) 단어 찾기

자음과 모음을 합쳐 단어를 만들어 보세요.

❶ 자음과 모음 3개를 조합해 한 글자 단어를 만들어보세요.

ㅂ	ㅂ	ㅏ		ㅈ	ㅣ	ㅂ	
ㅁ	ㄹ	ㅜ		ㅏ	ㄸ	ㅇ	
ㅆ	ㄹ	ㅏ		ㅁ	ㅁ	ㅗ	
ㄹ	ㅁ	ㅣ		ㅅ	ㅇ	ㅗ	
ㅇ	ㅗ	ㅋ		ㅁ	ㅎ	ㅣ	
ㄴ	ㅏ	ㅊ		ㅁ	ㄱ	ㅡ	
ㄱ	ㅁ	ㅣ		ㄴ	ㅇ	ㅡ	
ㅜ	ㄱ	ㅁ		ㅗ	ㅅ	ㅣ	
ㄴ	ㅓ	ㅈ		ㄹ	ㄷ	ㅏ	

❷ 자음과 모음 4개를 조합해 한 글자 단어를 만들어보세요.

ㄱ ㄹ ㅏ ㄷ	ㅜ ㅓ ㅇ ㄲ
ㅅ ㅏ ㅂ ㄱ	ㅗ ㅎ ㅏ ㄹ
ㅇ ㅗ ㅏ ㄱ	ㄹ ㅎ ㄱ ㅡ
ㅇ ㅇ ㅏ ㅗ	ㅅ ㅏ ㄹ ㅁ

❸ 자음과 모음 4개를 조합해 두 글자 단어를 만들어보세요.

ㅁ ㅂ ㅗ ㅜ	ㄴ ㅂ ㅣ ㅏ
ㄷ ㅍ ㅗ ㅗ	ㅈ ㄴ ㅏ ㅕ
ㄷ ㅂ ㅜ ㅜ	ㅜ ㅁ ㅏ ㄴ
ㅅ ㄱ ㅣ ㅔ	ㄹ ㅁ ㅏ ㅜ
ㅓ ㅁ ㄹ ㅣ	ㅜ ㅈ ㅓ ㅅ

❹ 자음과 모음 5개를 조합해 두 글자 단어를 만들어보세요.

ㅏ ㅅ ㄹ ㅁ ㅏ	ㅁ ㅏ ㄱ ㅏ ㅅ	ㅗ ㅇ ㅌ ㅗ ㄹ	ㅣ ㅇ ㅏ ㅁ ㅊ

ㅁ ㅁ ㅏ ㅡ ㅇ	ㄱ ㅇ ㅂ ㅗ ㅜ	ㅈ ㄱ ㅓ ㅇ ㅏ	ㅅ ㄹ ㅏ ㅏ ㅇ

❺ 자음과 모음 6개를 조합하여 두 글자 단어를 만들어보세요.

ㅇ ㅗ ㄷ ㅅ ㅇ ㅐ	ㅗ ㅏ ㅣ ㅇ ㅇ ㅂ	ㄴ ㅍ ㅏ ㅕ ㅁ ㄴ	ㄴ ㅇ ㅣ ㄱ ㄴ ㅏ

ㅂ ㅇ ㅣ ㄹ ㅜ ㅅ	ㄴ ㄴ ㅜ ㅆ ㅂ ㅓ	ㅅ ㅁ ㅊ ㄴ ㅏ ㅗ	ㅊ ㅊ ㄱ ㄴ ㅣ ㅓ

❻ 자음과 모음 7개를 조합해 두 글자 단어를 만들어보세요.

ㅇ ㅁ ㅏ ㄹ ㅌ ㄱ ㅑ

ㄱ ㅇ ㅇ ㅈ ㅗ ㅏ ㅏ

ㄴ ㅇ ㅗ ㅓ ㅏ ㅈ ㄴ

ㅎ ㅇ ㄱ ㅁ ㅗ ㅏ ㅡ

ㄴ ㅇ ㅇ ㅈ ㅓ ㅓ ㅜ

ㅎ ㅗ ㅇ ㄱ ㅇ ㅏ ㅜ

ㅅ ㅇ ㅐ ㅎ ㄹ ㅗ ㅏ

ㄱ ㄴ ㅇ ㅎ ㅏ ㅓ ㅜ

ㅂ ㅡ ㅅ ㄱ ㅗ ㅏ ㄴ

❼ 자음과 모음 6개를 조합해 세 글자 단어를 만들어보세요.

ㅏ ㅣ ㅏ ㄷ ㅅ ㅁ	ㄴ ㄹ ㅁ ㅏ ㅣ ㅣ	ㅂ ㅜ ㅁ ㅏ ㄴ ㅐ

ㅇ ㅁ ㄴ ㅓ ㅣ ㅓ	ㅅ ㄴ ㅗ ㅏ ㅜ ㅁ	ㅈ ㅈ ㄷ ㅏ ㅗ ㅣ

❽ 자음과 모음 7개를 조합해 세 글자 단어를 만들어보세요.

ㄱ ㅇ ㅈ ㅏ ㅇ ㅏ ㅣ	ㅂ ㅣ ㅁ ㅜ ㅗ ㄴ ㅁ	ㅇ ㄱ ㅇ ㅗ ㅑ ㅇ ㅣ

ㄱ ㅏ ㅡ ㄹ ㅁ ㅈ ㅣ	ㄹ ㅜ ㅇ ㅓ ㄴ ㅕ ㅂ	ㅇ ㅇ ㅇ ㅣ ㅜ ㅓ ㅂ

❾ 자음과 모음 8개를 조합해 세 글자 단어를 만들어보세요.

자음과 모음			
ㄱ ㄹ ㅁ ㅅ ㅈ ㅓ ㅣ ㅏ			
ㄴ ㅏ ㅁ ㅏ ㄹ ㅡ ㅂ ㄹ			
ㅜ ㄴ ㄴ ㅇ ㄷ ㅗ ㅏ ㅈ			
ㅁ ㅅ ㅣ ㄱ ㄱ ㅜ ㅐ ㅇ			
ㄱ ㅈ ㅏ ㅗ ㅣ ㅁ ㅁ ㅁ			

❿ 자음과 모음 9개를 조합해 세 글자 단어를 만들어보세요.

자음과 모음			
ㄱ ㅁ ㅗ ㅗ ㄱ ㅣ ㄱ ㄹ ㄹ			
ㅎ ㅂ ㄴ ㅏ ㅏ ㅜ ㅁ ㄱ ㄴ			
ㄹ ㅁ ㅜ ㅇ ㅂ ㅏ ㄹ ㅇ ㅜ			
ㄱ ㅏ ㄴ ㅈ ㅏ ㅁ ㄴ ㅏ ㅇ			
ㅇ ㄷ ㅎ ㅜ ㅗ ㅗ ㄴ ㅇ ㅣ			

⓫ 자음과 모음 10개를 조합해 세 글자 단어를 만들어보세요.

ㄹ ㄱ ㄷ
ㅏ ㅜ ㅣ ㅌ
ㄱ ㅁ ㅣ

ㄹ ㅗ ㅏ
ㅎ ㅇ ㅗ ㄱ
ㅏ ㅈ ㅇ

ㅅ ㅇ ㅡ
ㅗ ㅏ ㅇ ㄴ
ㅂ ㅇ ㅗ

ㅇ ㄹ ㅓ
ㅜ ㅖ ㄱ ㄴ
ㄱ ㅗ ㅏ

ㄷ ㄴ ㅗ
ㅣ ㅇ ㅈ ㅏ
ㄱ ㄱ ㅜ

⓬ 자음과 모음 8개를 조합해 네 글자 단어를 만들어보세요.

ㄹ ㅜ ㅇ
ㅣ ㅏ ㄹ
ㄴ ㅏ

ㄴ ㅏ ㅁ
ㅜ ㅇ ㅓ
ㅈ ㅣ

ㅅ ㅅ ㅗ
ㅣ ㄹ ㅇ
ㅏ ㅏ

ㅣ ㅁ ㅈ
ㅜ ㅁ ㅐ
ㄹ ㅗ

ㄴ ㅁ ㅈ
ㅎ ㅓ ㅗ
ㅜ ㅣ

ㅗ ㅂ ㅗ
ㅎ ㅗ ㅊ
ㅈ ㅣ

⑬ 자음과 모음 9개를 조합해 네 글자 단어를 만들어보세요.

ㅊ	ㅏ	ㅅ
ㄹ	ㅕ	ㅂ
ㅡ	ㅇ	ㅣ

ㅎ	ㅇ	ㅂ
ㅈ	ㅏ	ㅏ
ㅓ	ㅣ	ㄹ

ㄱ	ㄱ	ㅁ
ㅅ	ㅇ	ㅗ
ㅜ	ㅡ	ㅣ

ㅗ	ㅅ	ㅜ
ㄷ	ㅗ	ㄱ
ㅈ	ㅣ	ㄲ

ㄷ	ㅇ	ㅇ
ㅗ	ㅗ	ㅏ
ㄴ	ㅜ	ㅁ

ㄴ	ㄹ	ㅇ
ㅇ	ㅇ	ㅣ
ㅏ	ㅣ	ㅓ

⑭ 자음과 모음 10개를 조합해 네 글자 단어를 만들어보세요.

ㄱ ㄷ ㄹ ㅁ ㅇ ㅇ ㅓ ㅓ ㅡ ㅣ

ㄱ ㅁ ㅁ ㅁ ㅈ ㅇ ㅏ ㅏ ㅡ ㅣ

ㅏ ㄴ ㅏ ㄹ ㅁ ㅁ ㅡ ㅂ ㅡ ㅇ

⑮ 자음과 모음 11개를 조합해 네 글자 단어를 만들어보세요.

ㅇ ㅇ ㅇ ㅏ ㅈ ㅗ ㄷ ㄹ ㅂ ㅐ ㅣ

ㄹ ㅜ ㅂ ㅂ ㅂ ㅓ ㅓ ㅁ ㅈ ㅠ ㅇ

ㄱ ㅈ ㄴ ㅂ ㅎ ㅇ ㅈ ㅓ ㅏ ㅏ ㅏ

ㄹ ㅜ ㅂ ㅗ ㄹ ㅇ ㅏ ㅈ ㅇ ㅐ ㅅ

ㄱ ㅇ ㅕ ㅐ ㄷ ㄹ ㅅ ㅣ ㄱ ㅅ ㅐ

ㅏ ㅅ ㄴ ㅗ ㄱ ㅏ ㄱ ㅏ ㅎ ㄱ ㅛ

(3) 단어배열

왼쪽 칸의 글은 순서 없이 뒤섞여 있습니다. 우리가 일상적으로 사용하는 단어가 되도록 앞뒤 순서에 맞춰 배열하여 써보세요.

금 산 강	금 강 산
님 선 생	
이 고 양	
라 리 나 우	
민 국 대 한	
산 팔 강 도	
아 지 버 할	
심 간 시 점	
과 나 사 무	
예 절 통 전	
쟁 심 이 욕	

(4) 공통어 찾기

다음 그림의 ①②③④ 빈칸(?)에 각각 공통으로 들어가는 글자를 한 자씩 적어보세요. 좌측에서 우측(→)으로, 위에서 아래(↓)로 두 글자의 의미 있는 단어가 됩니다. 가운데 공통으로 들어가는 글자는 왼쪽과 위쪽 단어의 마지막 글자가 되고, 오른쪽과 아래쪽 단어의 첫 글자가 됩니다.

아래의 보기에서 찾아보세요.

①

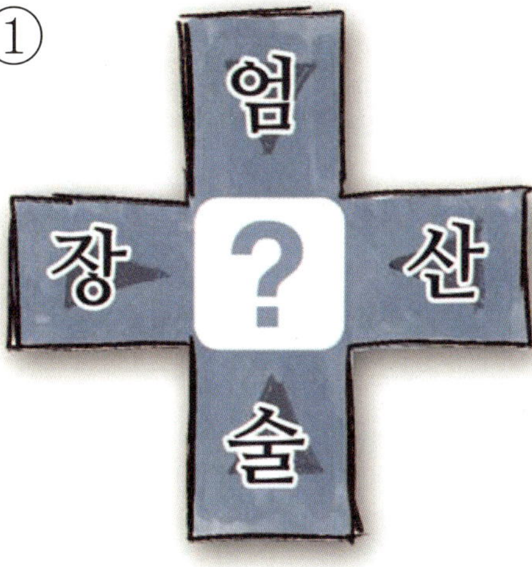

②

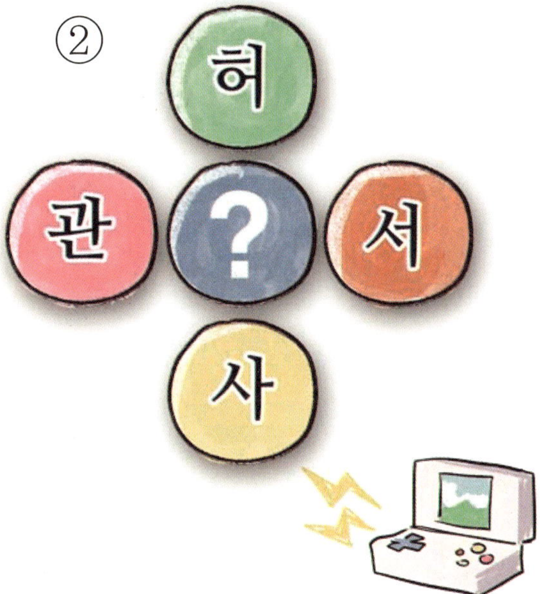

③

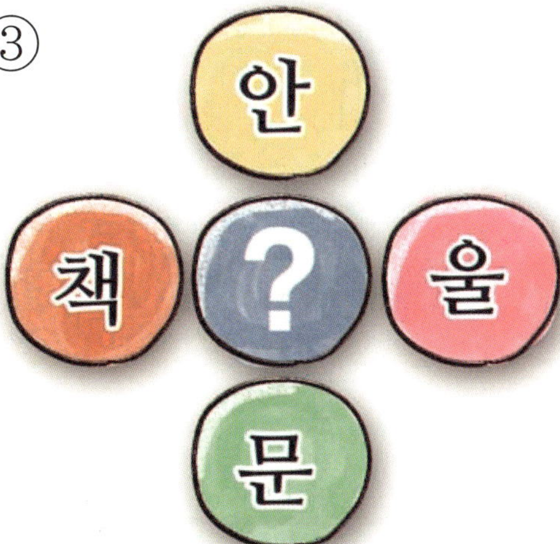

④

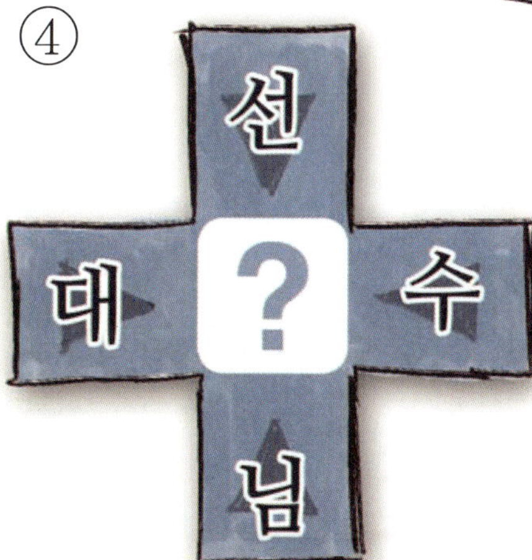

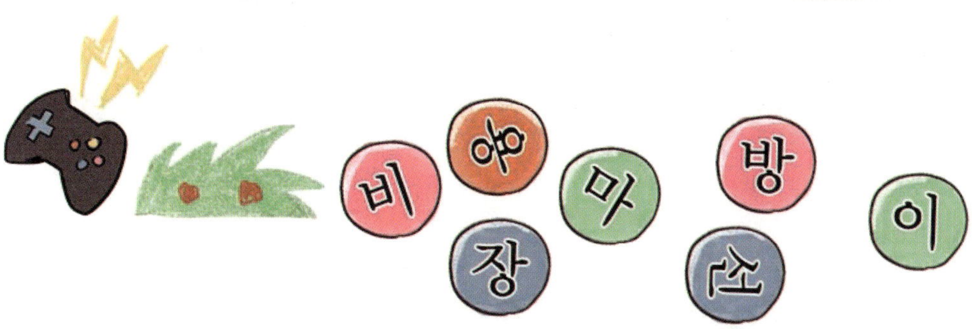

다음 ①②③ 빈칸에 공통으로 들어갈 글자와, ④⑤⑥ 빈칸에 공통으로 들어갈 글자를 아래의 보기에서 찾아보세요.

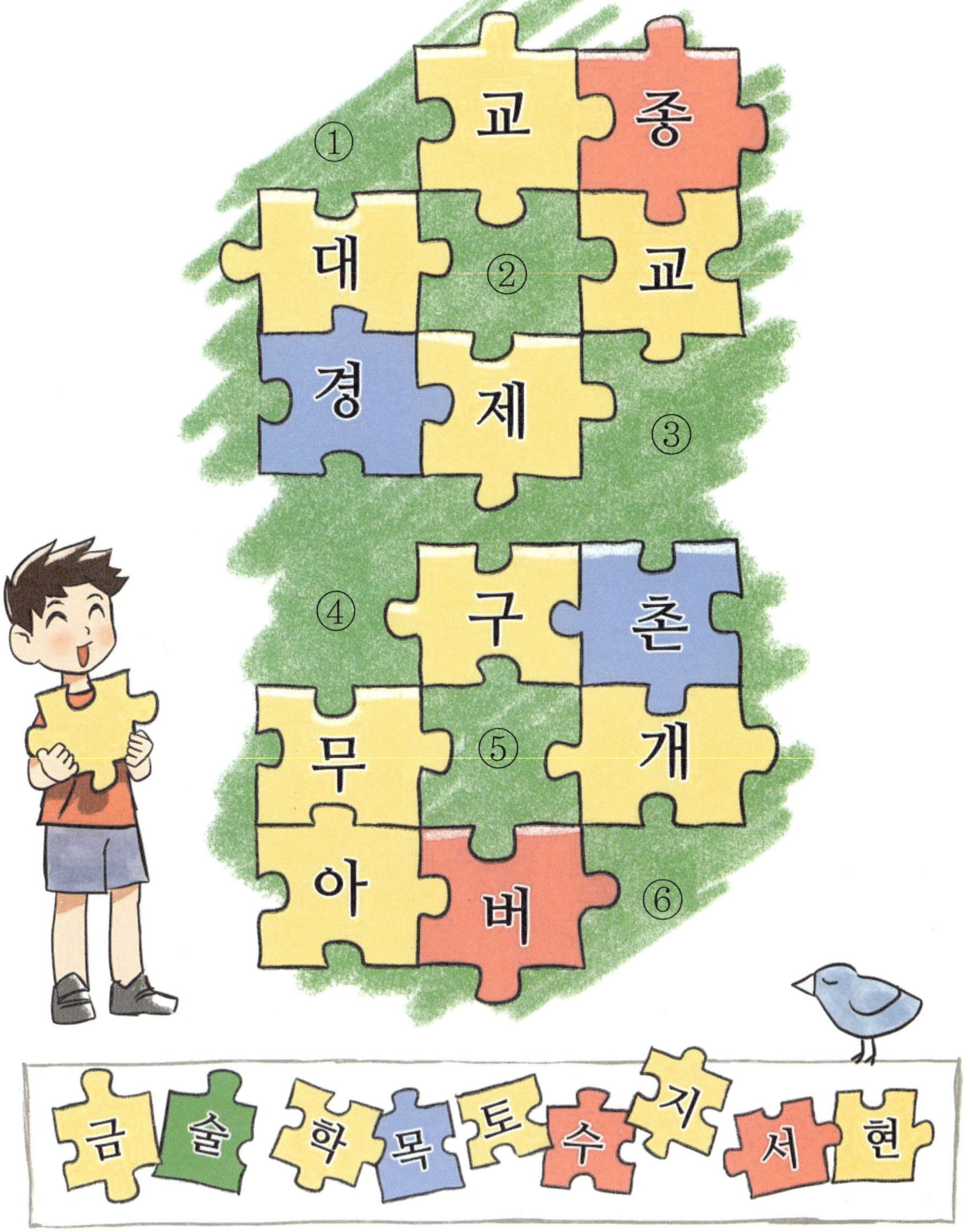

(5) 끝말잇기

첫 글자 '**가**'에서 시작하여 끝말잇기를 시작합니다.
좌측에서 우측(→)으로, 위에서 아래(↓)로 끝말에 맞춰 두세 글자의 의미 있는 단어를 아래의 보기에서 찾아 ①②③④⑤ 빈칸을 완성해보세요.

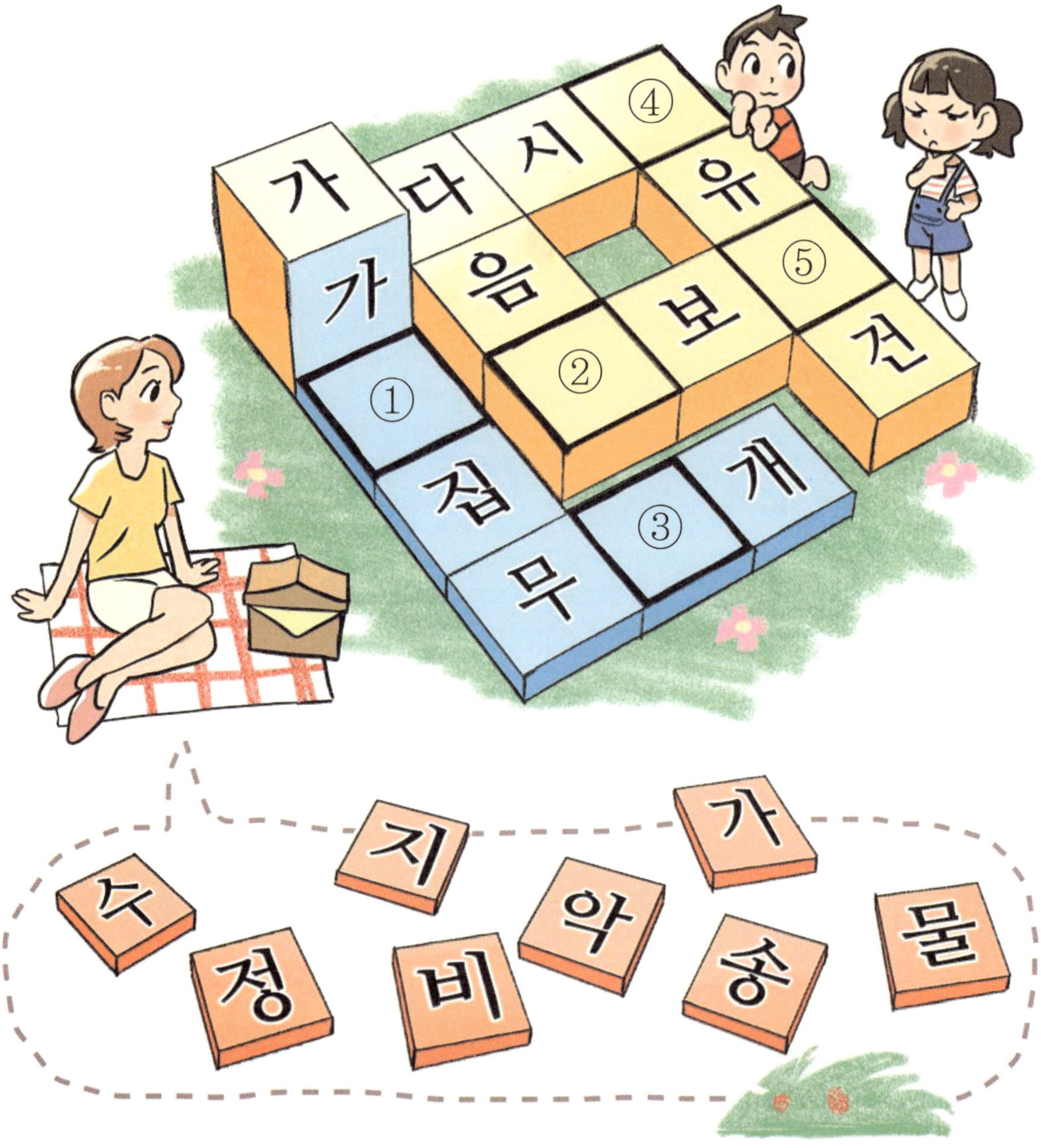

"바둑이와 함께 나들이를 합니다. 이발소 앞을 지나갑니다."
재미있게 끝말을 이어 단어를 완성해보세요.
바둑이와 나들이의 끝말 '**이**'를 첫말로 하는 단어입니다.
아래 표기되어 있는 단어와 연결하면 쉽게 답을 찾을 수 있습니다.
마지막에는 하나의 단어로 만납니다.

나□이　　　바□이

↘　　↙

□□소

↙　　↘

소여□　　　소□무

↓　　　　↓

□방개　　　무지□

↘　　↙

□□리

끝말잇기를 해보세요.

'기사'의 끝말 '사'가 첫 단어로 시작하는 세 개의 단어로 끝말을 이어보세요.

기사

↙ ↓ ↘

사장 □ 이 □ 사치

↓ ↓ ↓

□□ 다시마 □□

↓ ↓ ↓

군대 □ 굿 □ 유치원

↓ ↓ ↓

□ 학 □ 간이역 □ 승 □

↓ ↓ ↓

교사 □ 사 이사

첫 글자 '고'에서 시작하여 끝말잇기를 시작합니다.

선을 그리며 출발해 보세요. 두 글자 단어와 세 글자 단어가 있습니다.

'고'에서 시작해서 '님'으로 끝납니다.

고 →	기	바	사	장	**님**
색	사	좀	발	전	탕
장	과	꽃	이	숭	원
수	삼	국	수	객	사
출	칠	장	도	창	군
장	소	위	리	본	적

(6) 퀴즈

❶ 다음 우리나라 24절기에 관한 내용입니다. 질문에 ○, × 답을 표시하세요.

1. 입춘은 24절기 중 첫 번째 절기로 봄의 시작된다고 축하하며, 대문에 '입춘대길'이란 글귀를 붙입니다.	○	×
2. 경칩은 개구리가 들어간다고 하는 날입니다. 보통 10월 6일경입니다.	○	×
3. 춘분과 추분은 낮와 밤의 길이가 같은 날입니다.	○	×
4. 하지는 일 년 중 낮의 길이가 가장 긴 날을 말합니다.	○	×
5. 입동은 겨울이 시작되는 절기입니다. 보통 12월 22일경입니다.	○	×
6. 동지는 하지의 반대로 낮이 가장 짧고 밤이 가장 긴 날입니다. 보통 양력 12월 22일경입니다.	○	×

❷ 다음은 우리나라 역사적인 인물이나 사실에 관한 내용입니다. 질문에 ○, × 답을 표시하세요.

1. 이성계는 활을 잘 쏘아 신궁이란 이름을 얻고 고구려를 세웠습니다.	○	×
2. 고려 공민왕의 부인은 원나라 노국공주입니다.	○	×
3. 임진왜란 때 이순신장군은 거북선을 출정시켜 한산대첩에서 대승을 거뒀습니다.	○	×
4. 김수로왕은 금관가야의 왕으로 강과 바다가 인접한 지금의 김포 지역을 중심으로 나라를 세웠습니다.	○	×
5. 유비, 관우, 장비는 도원결의를 맺어 의형제가 되어 한나라를 세웁니다.	○	×
6. 불국사는 고려시대 대표적인 사찰로 지금도 경주에 잘 보존되어 있습니다.	○	×

3. 수학활동

| 사용방법 |

수학문제는 숫자가 들어 있어 무조건 어렵다고 생각할 수 있습니다. 그러나 정확하게 문제를 이해하고 답을 찾아보면 뇌 건강에 많은 도움이 됩니다. 초등학교 수준으로 누구나 해결할 수 있는 쉬운 문제가 뇌 건강에 도움이 될까 의아해할 수도 있지만 쉬운 문제를 해결하는 능력이 쌓여 어려운 문제도 해결하는 것입니다.

아래의 항목들이 하나씩 들어있습니다. 반복을 위해서는 한 항목이 여러 문제로 제시되어야 하지만 여기서는 다양한 수학영역을 뇌 활동을 위해 한두 편씩만 정리하였습니다.

수읽기, 몇째인지 알기, 차례대로 숫자쓰기, 큰 수와 작은 수, 목적한 수 만들기, 더하기, 더하기 빼기, 수와 양, 넓이 비교, 사칙연산, 집중력, 사고력, 공간지각력, 계산하기, 기억력 단련이 있습니다.

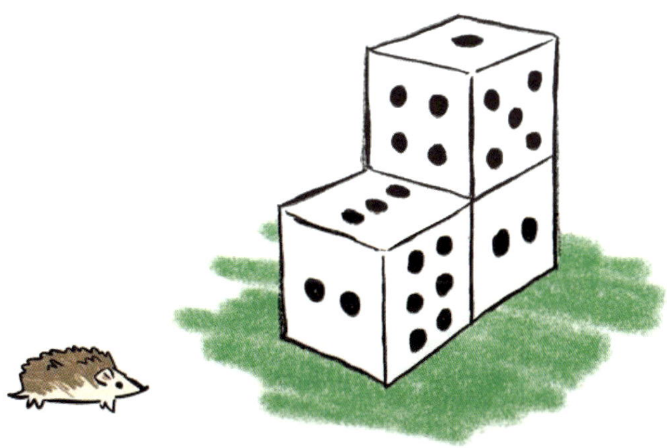

(1) 수읽기

왼쪽의 숫자만큼 색칠하고, 그 수를 두 가지 방법으로 읽어보세요.

3
셋 / 삼

○○○○○○○○○○

5
다섯 / 오

○○○○○○○○○○

6
여섯 / 육

○○○○○○○○○○

8
여덟 / 팔

○○○○○○○○○○

9
아홉 / 구

○○○○○○○○○○

(2) 몇째인지 알기

❶ 빈 칸에 알맞은 수를 써넣으세요.

5 ( ) 7 ( ) 9 10

7 ( ) 5 ( ) 3

❷ 순서에 알맞게 수를 써넣으세요.

3 — ( ) — ( ) — 6 — ( ) — 8 — ( )

❸ 순서에 알맞게 수를 써넣으세요.

20 → ( ) → 22 → ( ) → ( ) → 25

( ) → ( ) → ( ) → 29 → 30 → ( )

(3) 큰 수, 작은 수

❶ 왼쪽 수보다 1 작은 수에 동그라미(○), 1 큰 수에 세모(△) 표시를 하세요.

5	6	7	9	4

❷ 빈칸에 알맞은 수를 빈칸에 써넣으세요.

6	1만큼 더 큰 수 ⇒		2만큼 더 큰 수 ⇒	

❸ 가장 작은 수에 동그라미(○) 표시를 하세요.

3	6	9	4

(4) 더하기

다음 주사위의 숫자를 더해 빈칸에 써보세요.

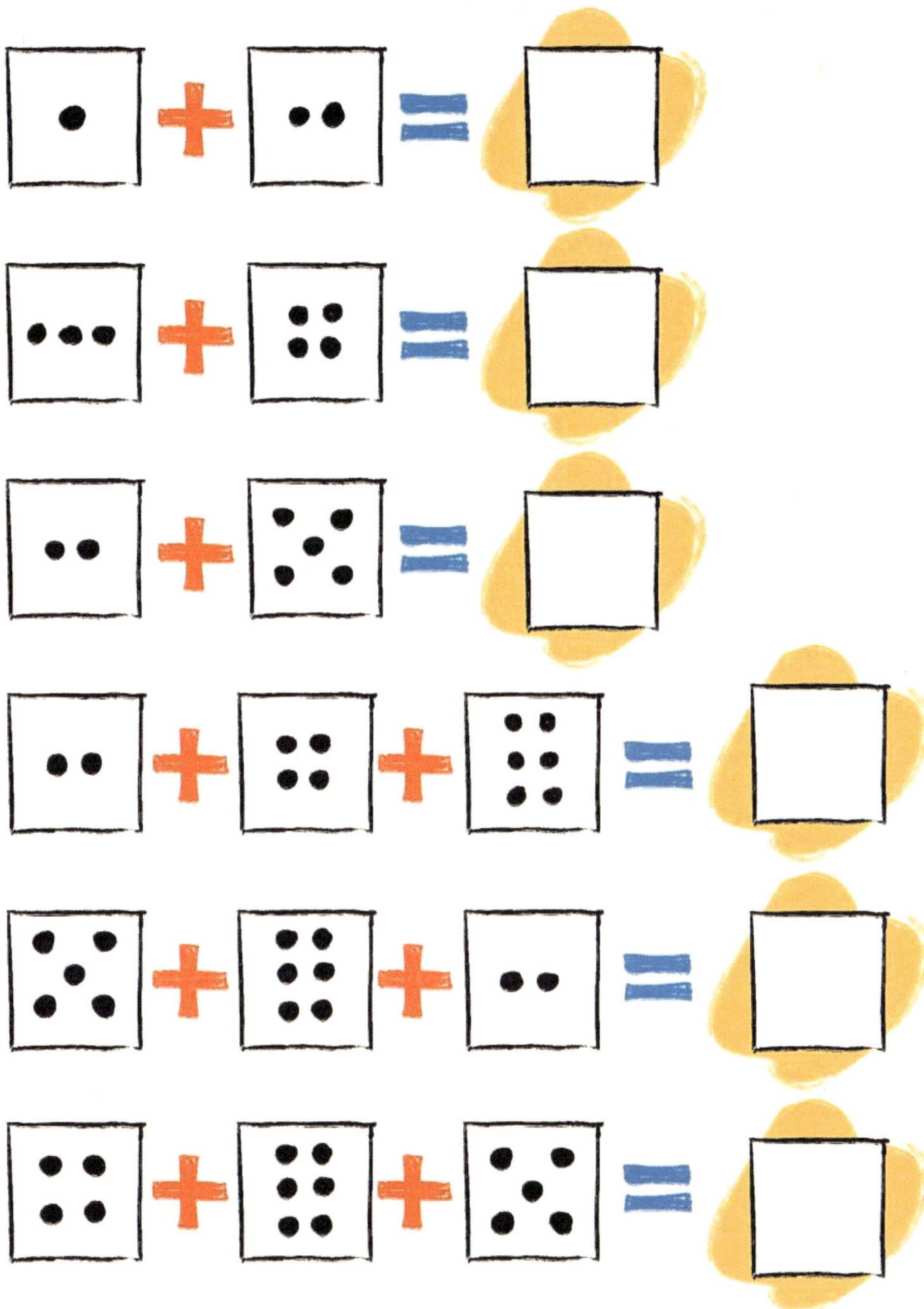

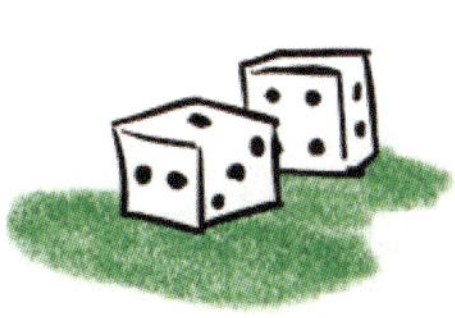

(5) 목적한 수 만들기-더하기, 빼기

❶ 가로 세로 각각의 합이 10이 되도록 빈칸에 알맞은 수를 적어보세요.

	6	
2		
	1	

	5	
1	2	

2	3	
	0	

❷ 가로 세로 각각의 합이 20이 되도록 빈칸에 알맞은 수를 적어보세요.

	15	
7		9

	4	
1	12	

10		3
	12	

❸ 가로 세로 각각의 합이 30이 되도록 빈칸에 알맞은 수를 적어보세요.

	1	
	17	7

	11	
20		4

	8	
		13
	12	

(6) 목적한 수 만들기 - 묶기

❶ 인근한 수를 2~3개씩 묶어서 7을 만들어보세요.

1	3	3	5
0	7	6	2
2	5	1	3
1	2	4	4

❷ 인근한 수를 2~3개씩 묶어서 10을 만들어보세요.

5	6	4	3
5	7	8	3
9	3	2	4
1	2	4	4

(7) 수와 양

다음 보기와 같이 색칠하세요.

〈보기〉

둘	■ ■ □ □ □ □ □ □ □ □
둘째	□ ■ □ □ □ □ □ □ □ □

❶

넷	◇ ◇ ◇ ◇ ◇ ◇ ◇ ◇ ◇ ◇
넷째	◇ ◇ ◇ ◇ ◇ ◇ ◇ ◇ ◇ ◇

❷

일곱	○ ○ ○ ○ ○ ○ ○ ○ ○ ○
일곱째	○ ○ ○ ○ ○ ○ ○ ○ ○ ○

(8) 넓이 비교

❶ 가장 넓은 곳은 빨간색, 가장 좁은 곳은 파란색으로 색칠하세요.

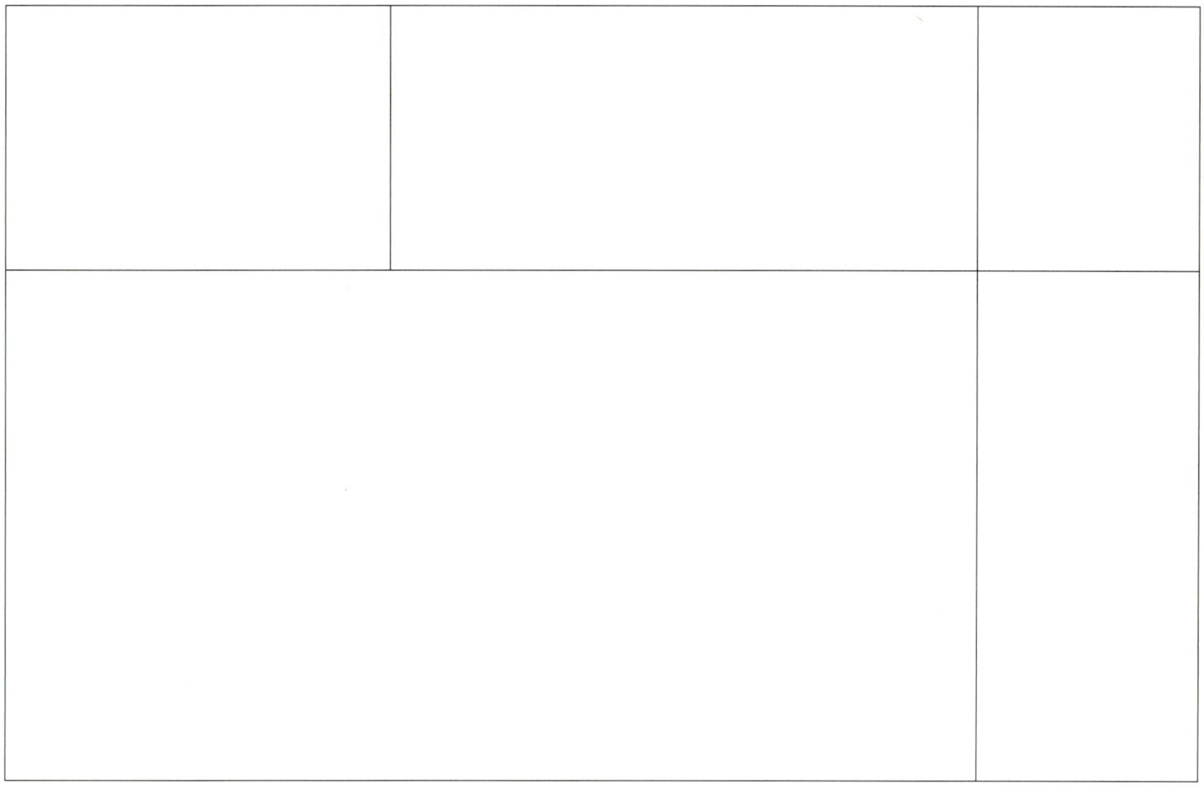

❷ ■보다 크고 ■보다 작은 □모양을 그려 넣으세요.

(9) 사칙연산

❶ 다음 숫자를 계산하여 빈칸에 써 넣으세요.

1 + 9 = □	5 + 13 = □
9 − 3 = □	27 − 1 = □
4 × 2 = □	6 × 5 = □
8 ÷ 2 = □	39 ÷ 3 = □

❷ 다음 숫자를 계산하여 빈칸에 쓴 후, 더 큰 수에 <, >로 표시하세요.

11 + 5 = □	______	27 − 13 = □
20 − 10 = □	______	10 + 1 = □
7 × 2 = □	______	35 ÷ 5 = □
12 ÷ 4 = □	______	0 × 3 = □
21 − 6 = □	______	3 × 3 = □

❸ 다음 숫자를 계산하여 나온 값이 되기 위해 빈칸에 +, −, ×, ÷ 중 하나를 넣어보세요.

5 □ 3 = 8	11 □ 5 = 16
9 □ 11 = 20	30 □ 2 = 28
3 □ 6 = 18	18 □ 2 = 9
7 □ 8 = 15	24 □ 4 = 6
5 □ 3 = 2	20 □ 3 = 17

20 = 15 □ 5	36 = 22 □ 14
= 2 □ 10	= 6 □ 6
= 4 □ 5	= 72 □ 2
= 23 □ 3	= 45 □ 9
= 40 □ 2	= 30 □ 6

(10) 집중력

스도쿠로 집중력을 키워보세요. 빈칸에 알맞은 수를 적어보세요.

1	2	4	3
	4	1	2
4	3		1
2		3	

4	1	6	2	5	3
	3	5		1	6
	5		1	6	
	6				2
5	4	3	6	2	
	2			4	5

1			6	3	4
6	4	3			
5	1				3
	3	2	5	6	1
2	5		3		6
3	6	1	4	5	2

⑾ 사고력

오금리 들판에 부모님이 물려주신 밭이 85평 있습니다.

❶ 다음 그림에서 물려받은 밭이 어느 곳인지 찾아 동그라미 표시를 하세요.

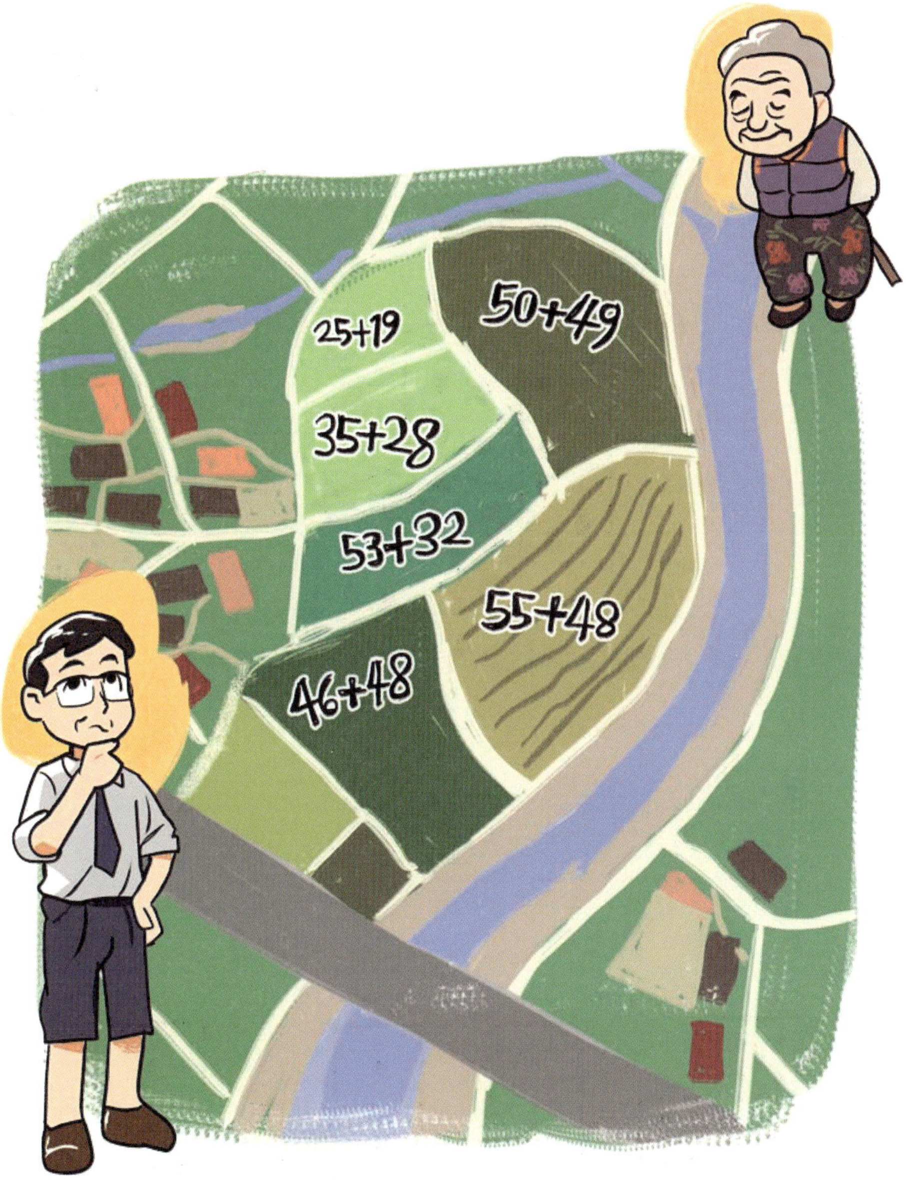

❷ 다음을 계산하여 물려받은 밭의 평수에 해당하는 곳에 ☑ 표시하세요.

- 25평 + 19평 = (　　　　평) ☐
- 50평 + 19평 = (　　　　평) ☐
- 35평 + 28평 = (　　　　평) ☐
- 53평 + 32평 = (　　　　평) ☐
- 46평 + 48평 = (　　　　평) ☐
- 55평 + 48평 = (　　　　평) ☐

⑿ 공간지각력

주사위가 쌓여있습니다. ①, ②, ③, ④ 방향에서 본 모양을 찾아보세요.

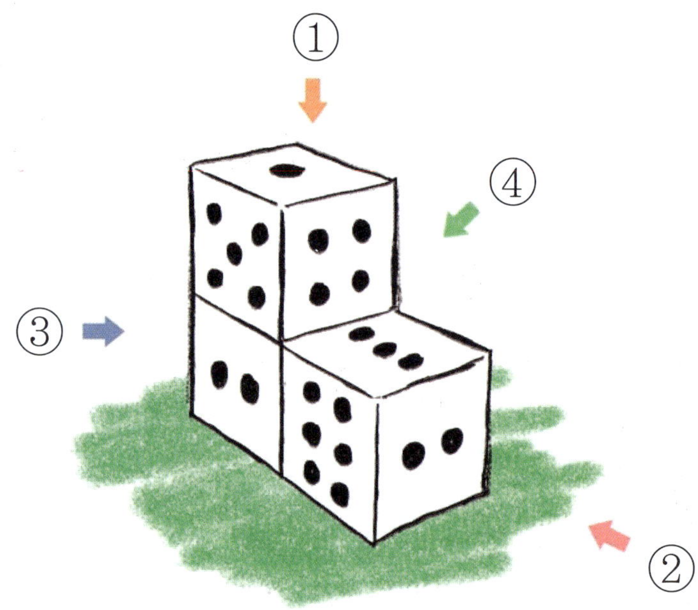

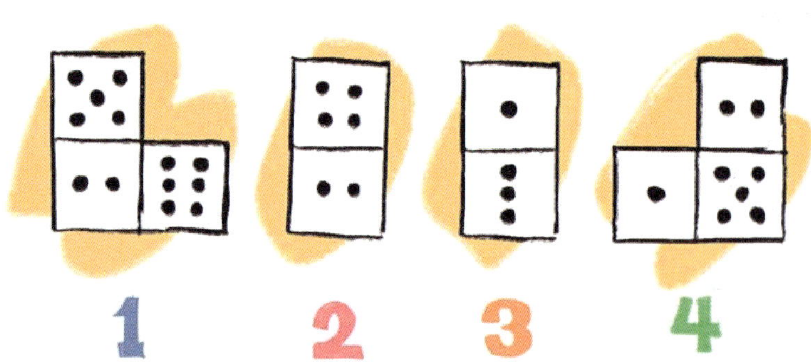

( )　( )　( )　( )

⒀ 계산하기

❶ 길이 계산

금순이 할머니가 게이트볼을 합니다.

1. 할머니가 친 볼이 얼마나 갔나요?

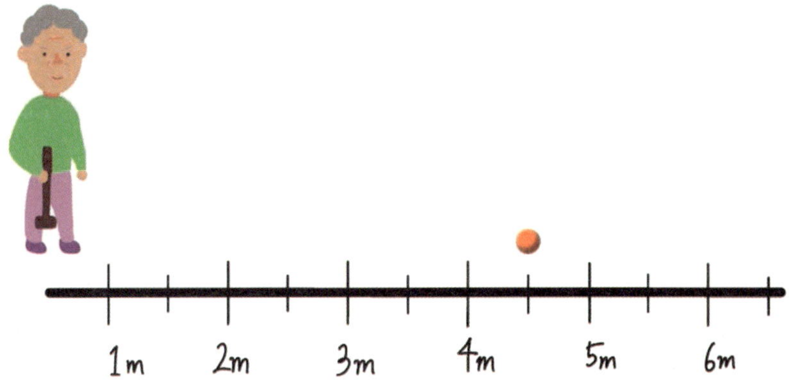

2. 할머니가 좋아하는 바게트 빵의 길이는 얼마인가요?

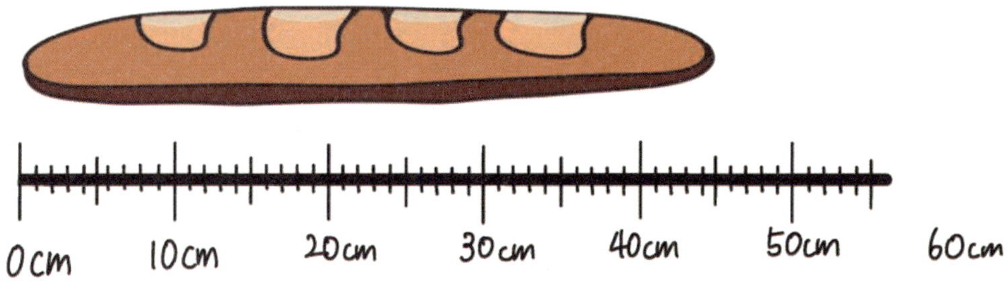

3. 할머니가 한걸음을 50cm씩 걸어가면 그림의 길이까지 가는 데는 몇 걸음이 필요할까요?

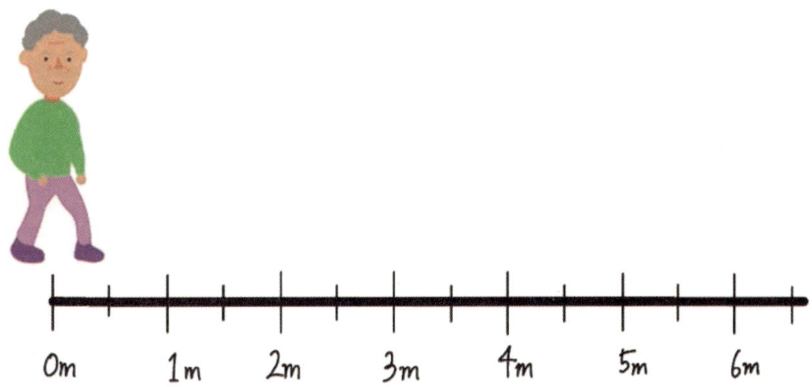

❷ 구매금액 계산

우리가 사용하는 아래의 동전 그림을 보고 질문에 답을 해보세요.

1. 왼쪽과 오른쪽 동전 중에서 어느 쪽의 동전금액이 많을까요?
   많은 쪽으로 <, >로 표시하세요.

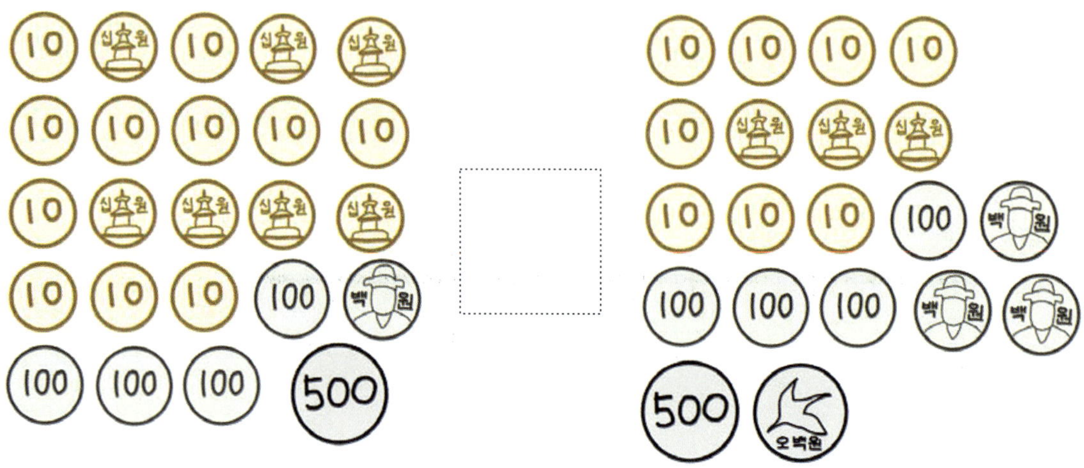

①　　　　　　　　②

2. 동전 개수는 모두 몇 개입니까?

3. 같은 금액의 동전 개수를 적어보세요.

▶ 동전 개수	①	개	②	개
▶ 금액별	500원	개	500원	개
	100원	개	100원	개
	10원	개	10원	개

4. 모두 합한 금액을 적어보세요.

①	원	②	원

❸ 나누기

할머니는 여러 명의 친구가 계십니다.
오늘은 경로당에서 맛있는 피자를 나누어 먹습니다.
왼쪽의 인원수가 맛있게 먹을 수 있는 피자를 찾아 선을 연결해보세요.
피자는 한 명이 한 조각을 먹습니다.

할아버지 두 분
할머니 두 분

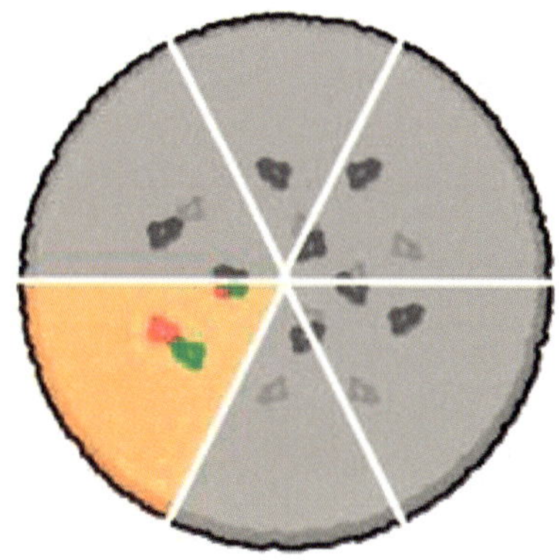

할머니 네 분
할아버지 한 분

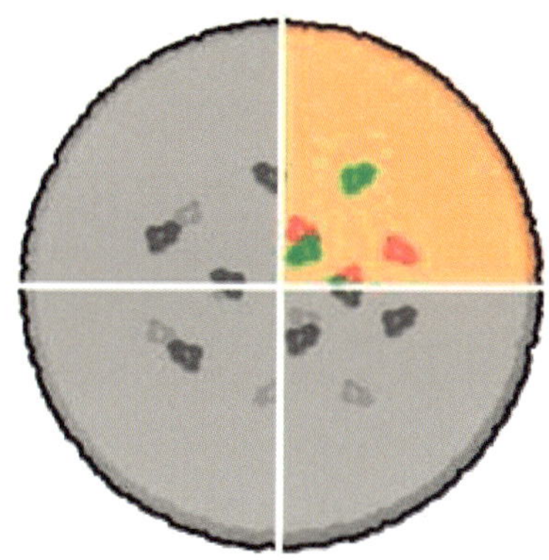

할아버지 세 분
할머니 세 분

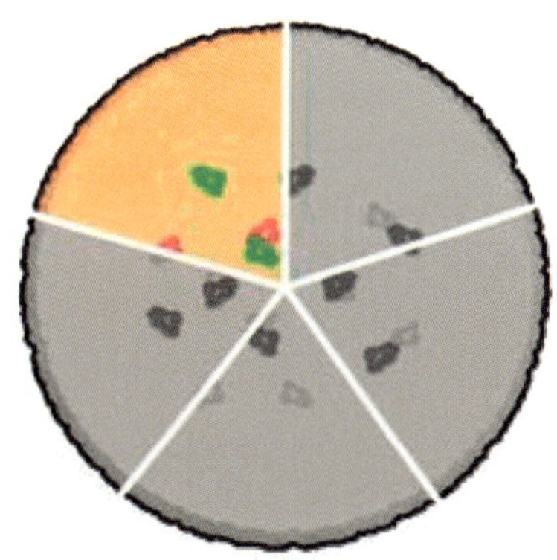

⒁ 기억력 단련

기억 향상을 위해 질문을 이해하고 답을 적어보세요.

① 1번의 답을 기억하세요.

② 2번의 답을 말해보세요.

③ 마지막으로 1번의 답을 적어주세요.

문제 1

① 20 + 4 = ?

② 어머님의 존함은 어떻게 되나요?

③ 1번의 답을 적어보세요. ________________

문제 2

① 25 − 13 = ?

② 좋아하는 가수 세 명을 말해보세요.

③ 1번의 답을 적어보세요. ________________

문제 3

① 4 × 15 = ?

② 어제 만난 사람 3명을 말해보세요.

③ 1번의 답을 적어보세요. ________________

문제 4

① 48 ÷ 4 = ?

② 좋아하는 역사속의 인물 세 분을 말해보세요.

③ 1번의 답을 적어보세요. ________________

참조; 시노하라 키쿠노리 《1일 5분 아침 뇌운동습관》 2020. 동경 나츠메 76p

4. 통합인지활동 프로그램

(1) 속담기억하기

일상에서 사용하는 속담을 기억하고 상황에 맞게 적용하는 훈련을 통해 의사소통에 많은 도움이 됩니다.

(2) 색칠하기

색을 선정하고 손목과 손가락을 움직이며 색칠을 하는 과정이 마음을 차분하게 하고 생각을 많이 하게 하여 뇌 건강에 도움이 됩니다.

(3) 인지활동

주어진 문제들을 해결하며 차츰 뇌기능이 향상됩니다.

(4) 숨은 그림 찾기

그림을 집중하여 관찰하고 숨어 있는 그림을 찾는 훈련은 집중력과 판단력을 기를 수 있습니다.

(5) 다른 그림 찾기

좌우 두 개의 그림을 비교 분석하며 판단력, 집중력 등을 기를 수 있습니다.

(6) 미로 찾기

목적지를 찾아가기 위해 여러 번의 시행착오를 겪으며 문제를 해결하는 능력을 기를 수 있습니다.

(7) 일기쓰기

오늘 하루에 대한 회상을 하며 글로 써서 정리하는 습관은 인지활동에 아주 좋은 습관입니다. 일기를 쓰기 위한 행동은 중요한 인지 활동으로 매일 정리를 하는 것이 좋으며, 내일 할 일에 대한 계획도 미리 정리하고 그 일에 대해 미리 준비할 수 있습니다.

(1) 속담기억하기

속담은 우리의 일상생활에서 자주 사용합니다.
기억회상과 어디에 사용하는지 집중력과 판단력을 키워보세요.

❶ 다음 속담에 공통으로 들어가는 말을 적어보세요.
해당 그림에 동그라미 표시를 하세요.

서당☐ 삼 년에 풍월을 읊는다

☐밥에 도토리

빛 좋은 ☐살구

똥 묻은 ☐가 겨 묻은 ☐ 나무란다

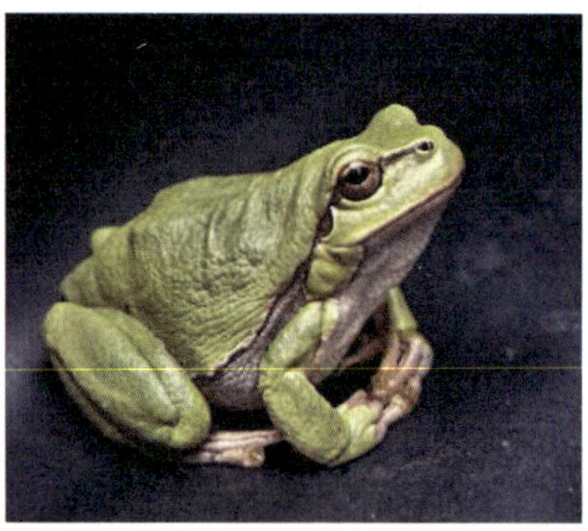
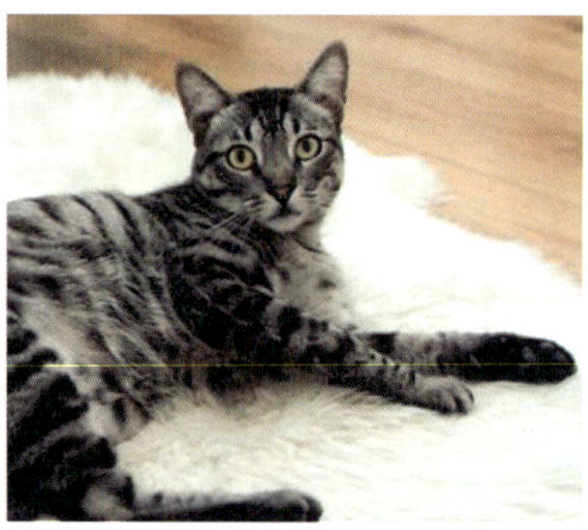
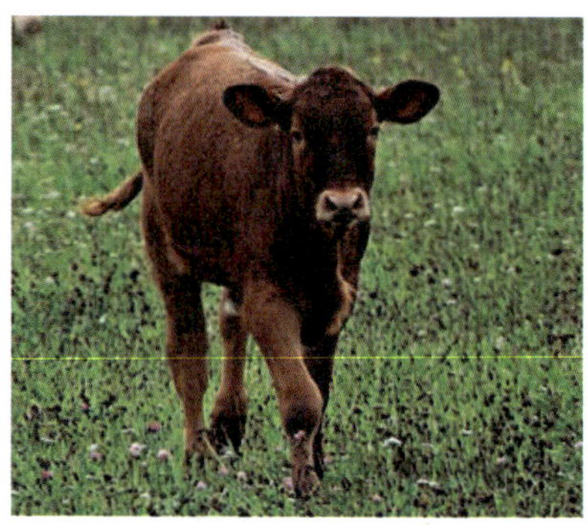
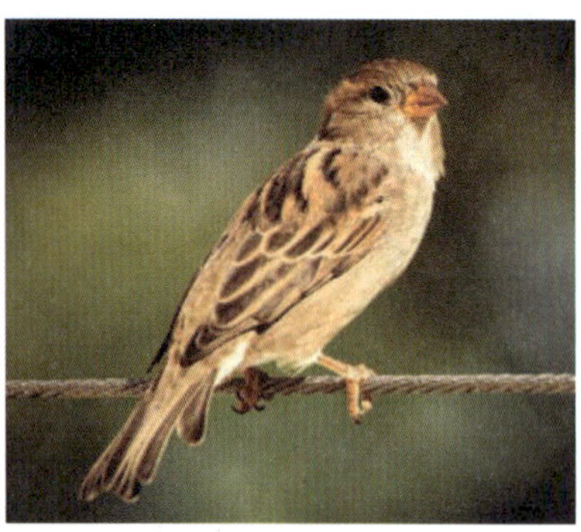
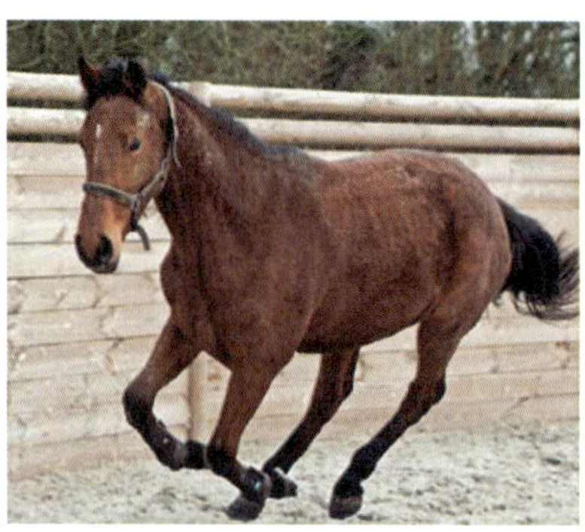
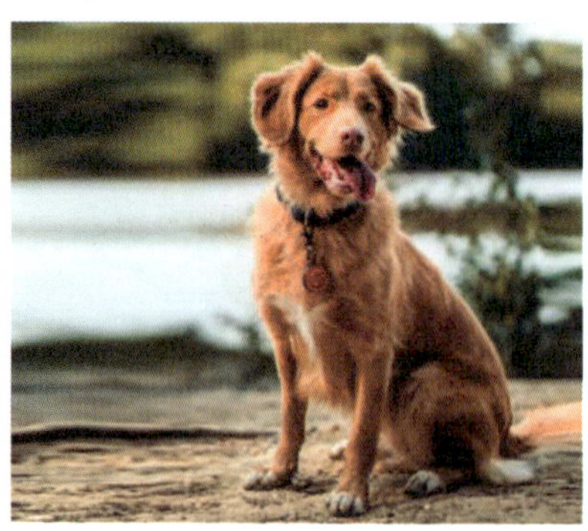

❷ 다음 속담에 들어갈 그림을 찾아 해당 번호를 괄호 안에 적어보세요.

(　　　) 싸움에 새우 등 터진다
(　　　) 대신 닭
(　　　) 목에 방울달기
(　　　) 날자 배 떨어진다
(　　　)도 나무에서 떨어진다
(　　　) 밑이 어둡다
닭 잡아먹고 (　　　) 내민다
(　　　)는 게 편

①
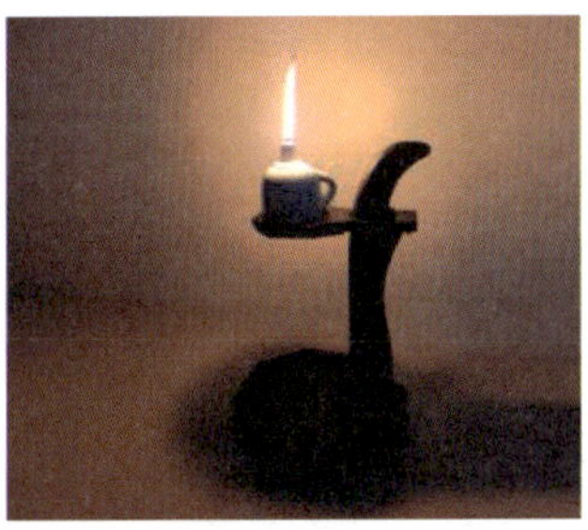
②
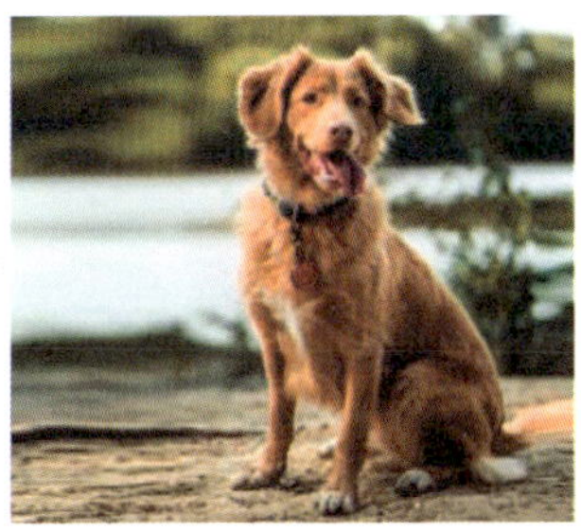
③
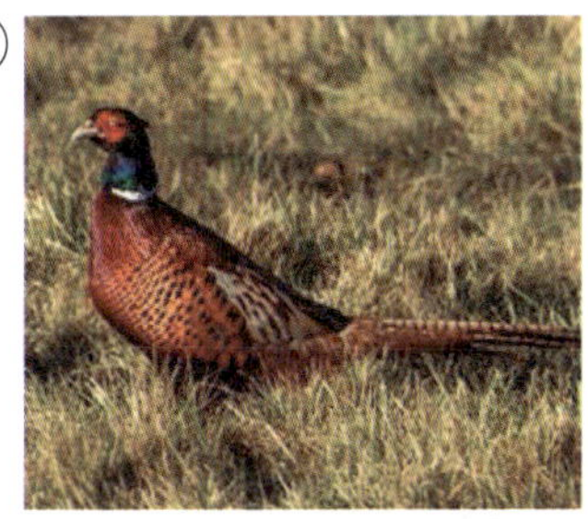
④
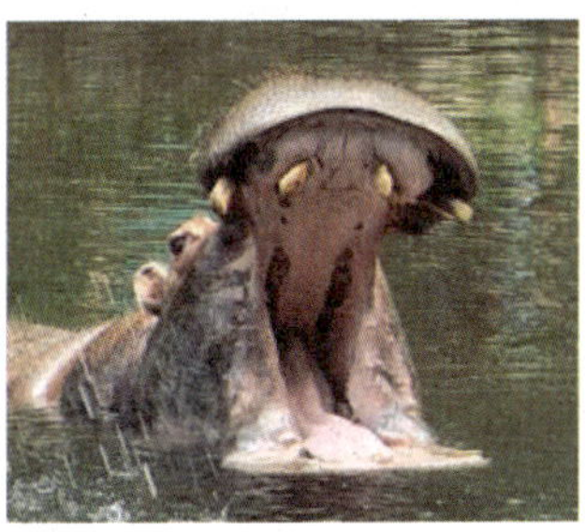
⑤
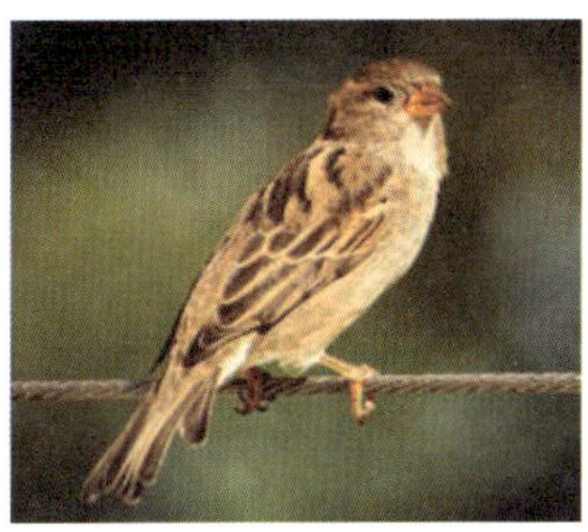
⑥
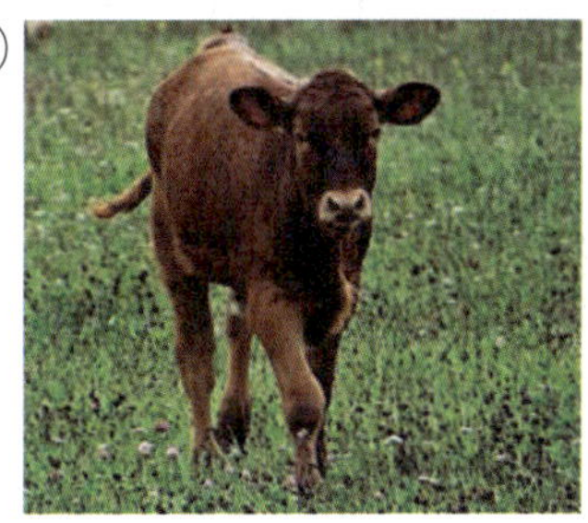
⑦
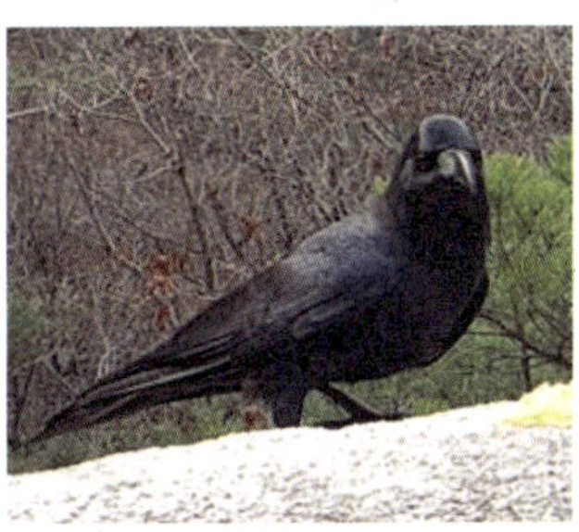
⑧
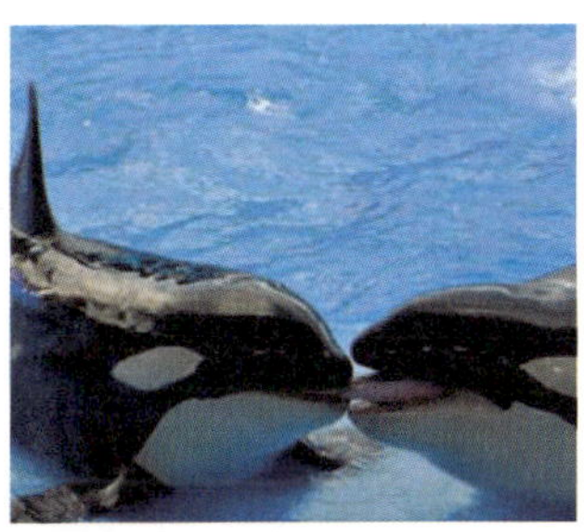
⑨
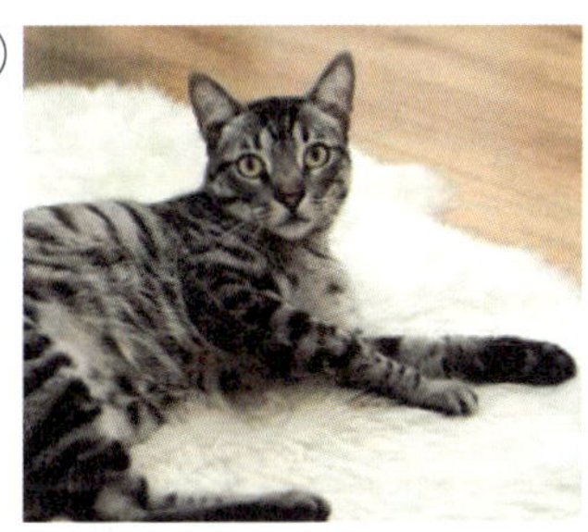
⑩
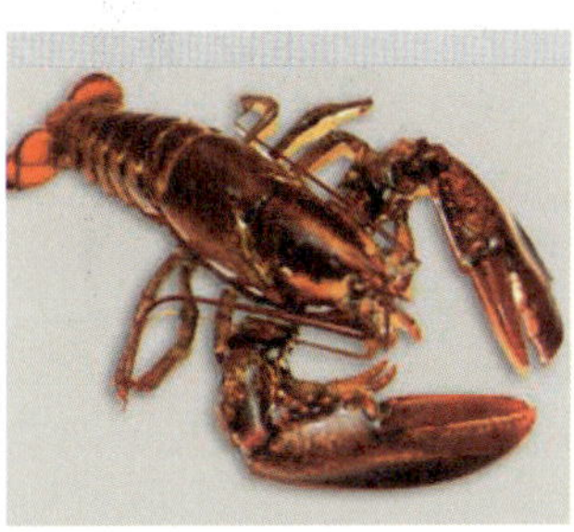
⑪
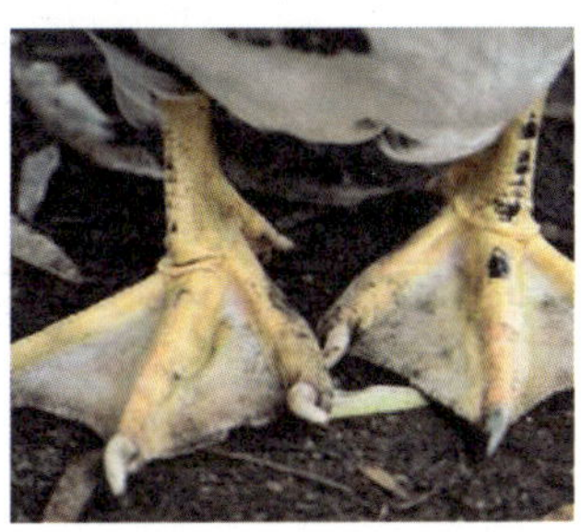
⑫
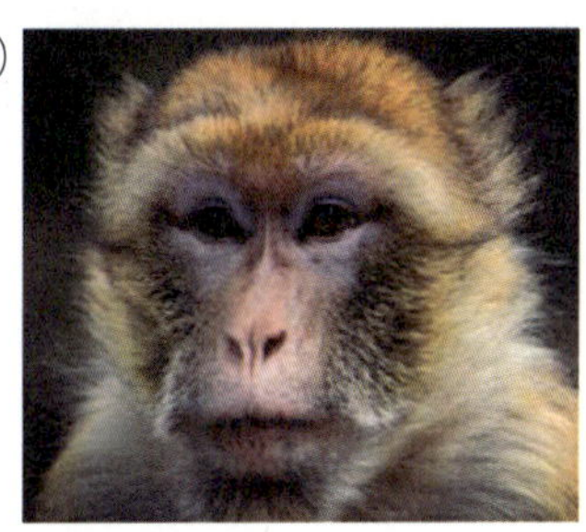

❸ 속담과 그림 연결하기

1. 왼쪽 속담의 빈칸을 완성하고 난 후, 그 속담과 관련 있는 오른쪽의 그림과 연결해보세요. (판단력, 기억회상)

다 된 □□ 코 □□□다

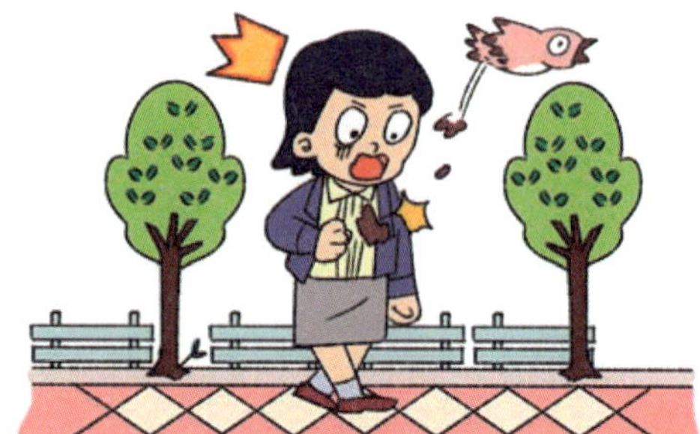

한껏 멋내고 외출하는데 날아가는 새의 새 똥을 맞았어.

마른 □□에 날벼락

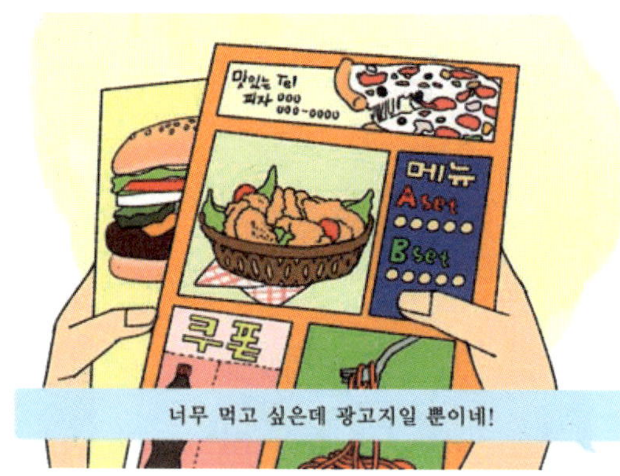

너무 먹고 싶은데 광고지일 뿐이네!

□□에 도토리

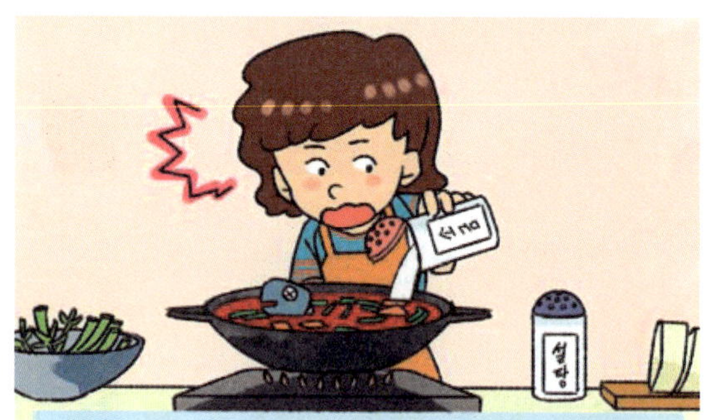

다 된 국에 소금간을 한다는게 뚜껑이 열려 잔뜩 넣어버렸어.

□□의 떡

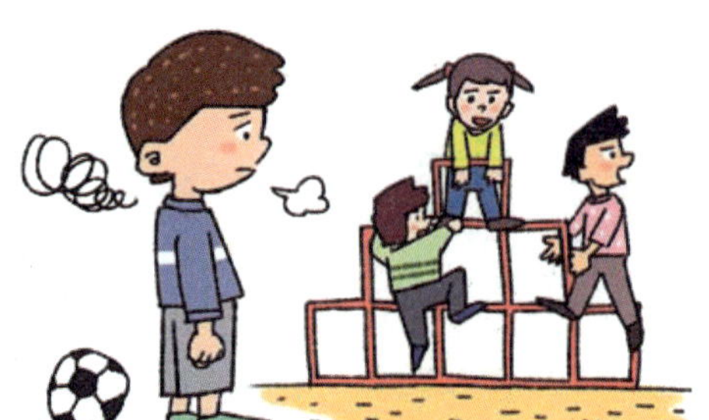

어디에도 어울리지 못하네.

2. 다음 초성을 보고 해당되는 속담을 생각한 후, 속담과 관련 있는 그림을 찾아 연결해보세요.

(언어능력, 기억력, 집중력)

ㄲㄷㅅㄷ

ㄴㅋㄱ
ㅅㅈ

ㄱㅇㄱㅂ
ㄷㅇㄱㄷ

ㄷㅈㅁㅇ
ㅇㄷㄷ

ㄱㅅㅇㅅㅁ
ㅇㄹㄷㄲ
ㅇㅇㅂㅂ

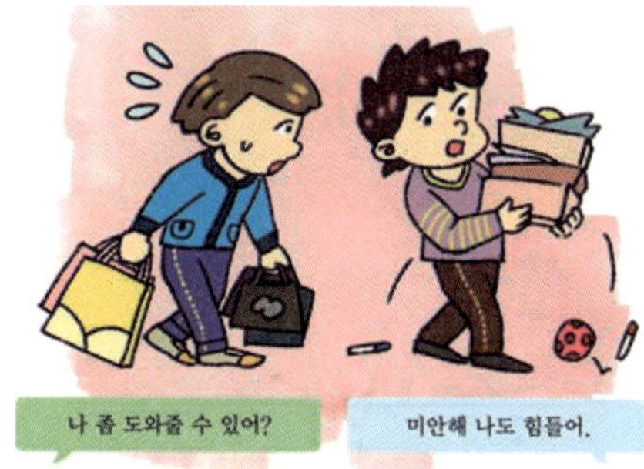

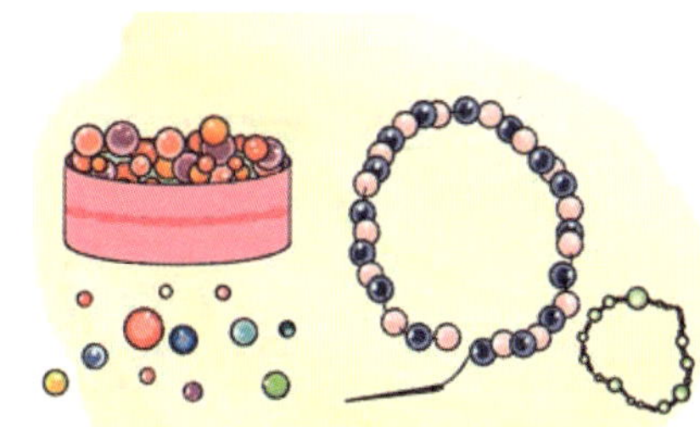

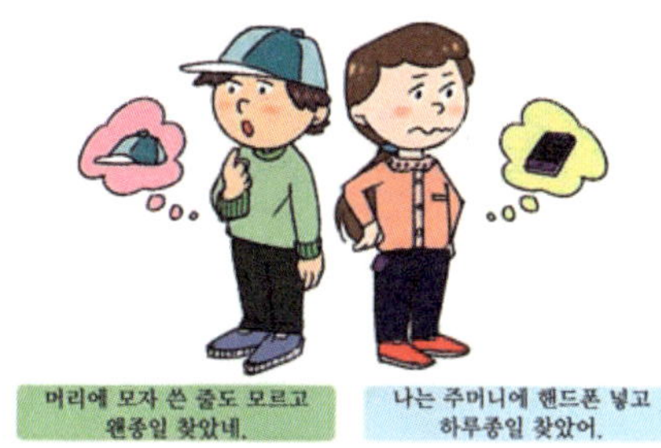

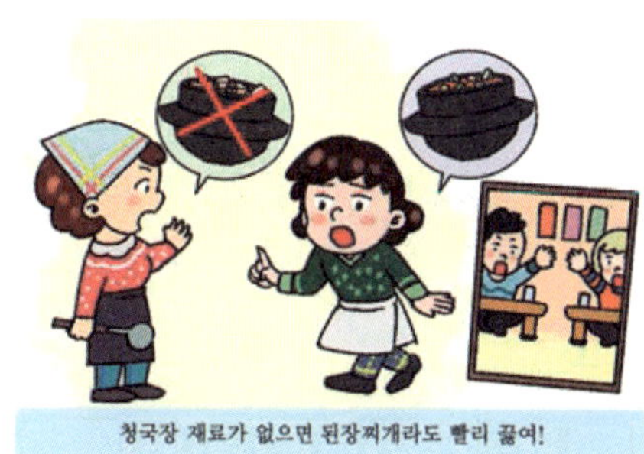

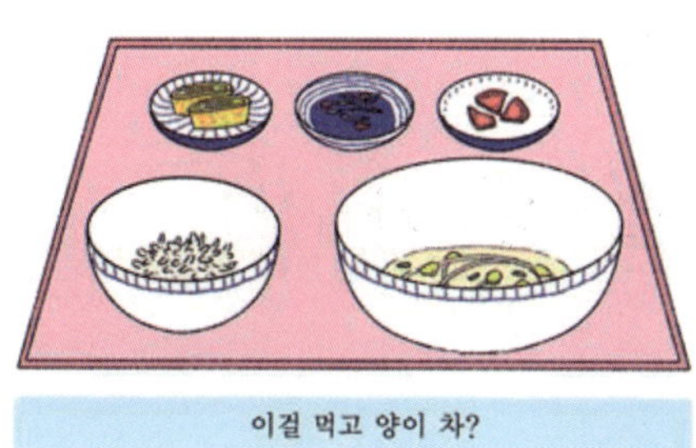

3. 사자성어와 연결되는 속담그림을 찾아 선을 그어 연결해 보세요. (판단력)

오비이락

일거양득

초록동색

화중지병

설상가상

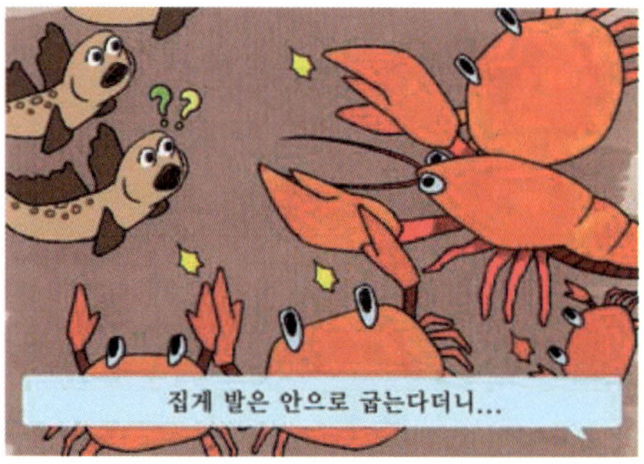
집게 발은 안으로 굽는다더니...

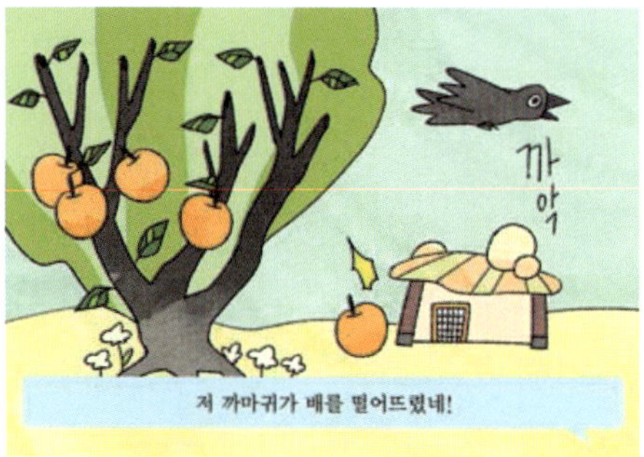
까악
저 까마귀가 배를 떨어뜨렸네!

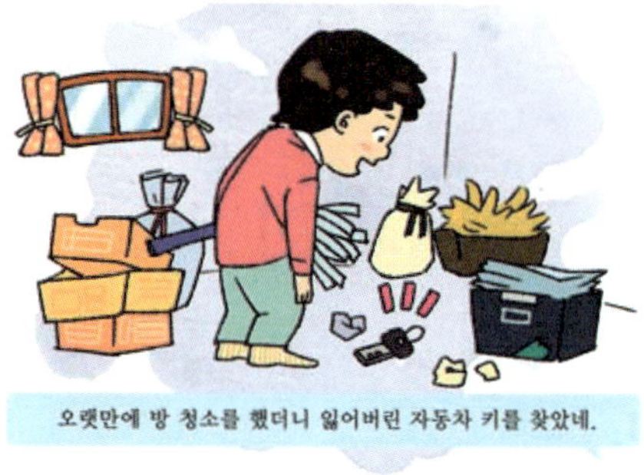
오랫만에 방 청소를 했더니 잃어버린 자동차 키를 찾았네.

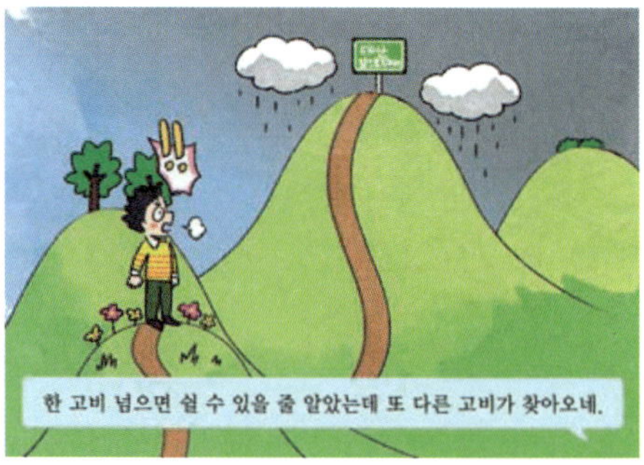
한 고비 넘으면 쉴 수 있을 줄 알았는데 또 다른 고비가 찾아오네.

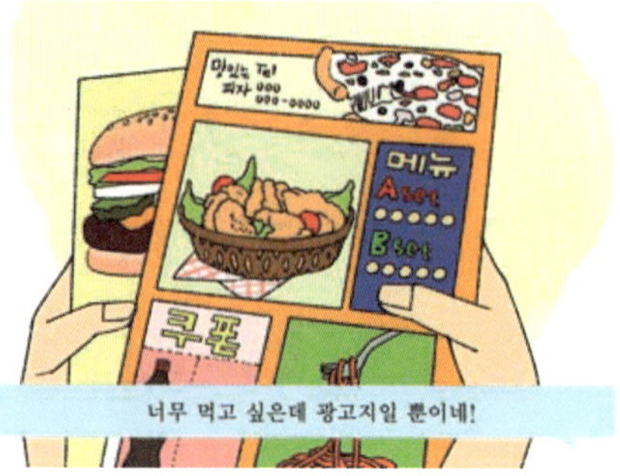
메뉴
쿠폰
너무 먹고 싶은데 광고지일 뿐이네!

4. 다음 속담 그림과 관련되는 내용을 연결해보세요.

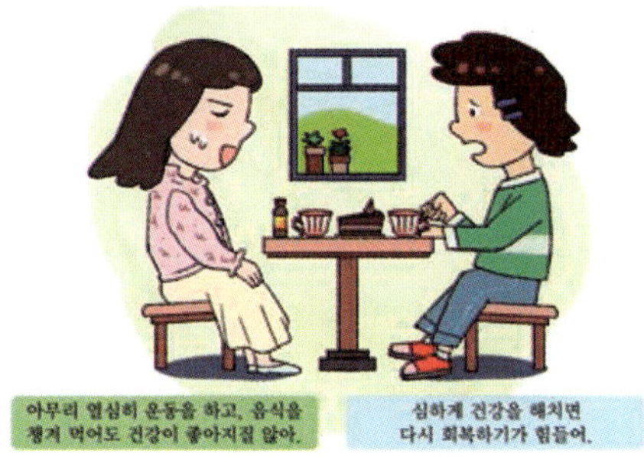
아무리 열심히 운동을 하고, 음식을 챙겨 먹어도 건강이 좋아지질 않아.
심하게 건강을 해치면 다시 회복하기가 힘들어.

못된 사람이 자기 행동을
뉘우치기는커녕
건방지게 굴면서
나쁜 짓만 하고 다닌다.

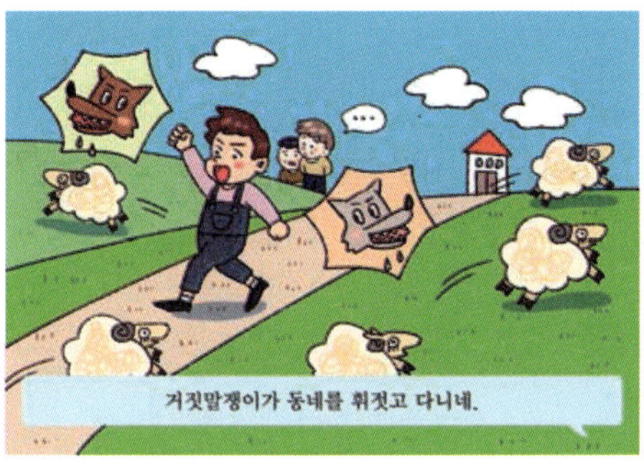
거짓말쟁이가 동네를 휘젓고 다니네.

큰일을 하는데
사소한 것으로
일을 망칠 수 없다.

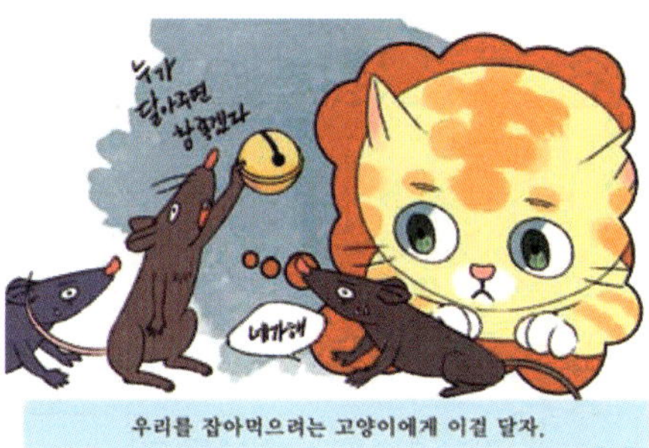
네가해
우리를 잡아먹으려는 고양이에게 이걸 달자.

근본을 제대로 하지 않으면
아무리 애를 써도
일이 잘 안 된다.

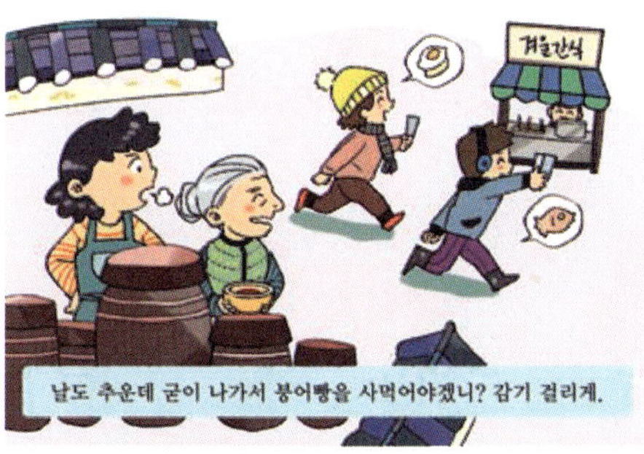
겨울간식
날도 추운데 굳이 나가서 붕어빵을 사먹어야겠니? 감기 걸리게.

내 기분이 별로라고
친구에게 퉁명스럽게 하면
퉁명스런 답을
들을 수밖에 없다.

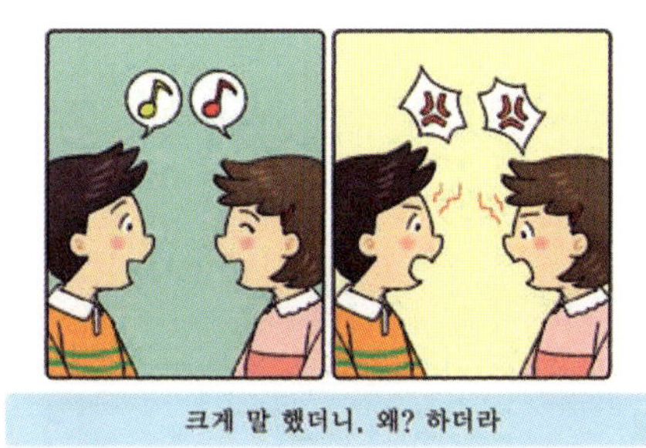
크게 말 했더니, 왜? 하더라

누구도 하기 힘든
난감한 일을 서로 하라고
미룬다.

❹ 속담 번호 찾기

다음 그림을 보고 속담을 찾아보세요.

해당 글자의 번호를 빈칸에 적어보세요.

1.

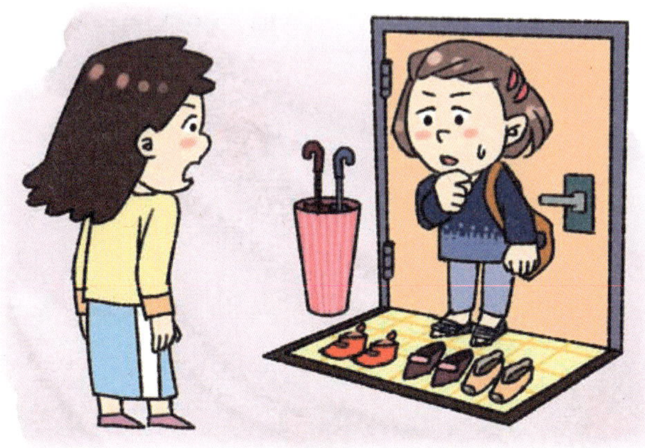

죄를 지으면 마음이 편치 않아 불안함이 겉으로 드러난다는 말입니다.

□□□ □ □ □□□

① 리	② 재	③ 제
④ 도	⑤ 등	⑥ 산
⑦ 금	⑧ 둑	⑨ 싸
⑩ 다	⑪ 후	⑫ 이

2.

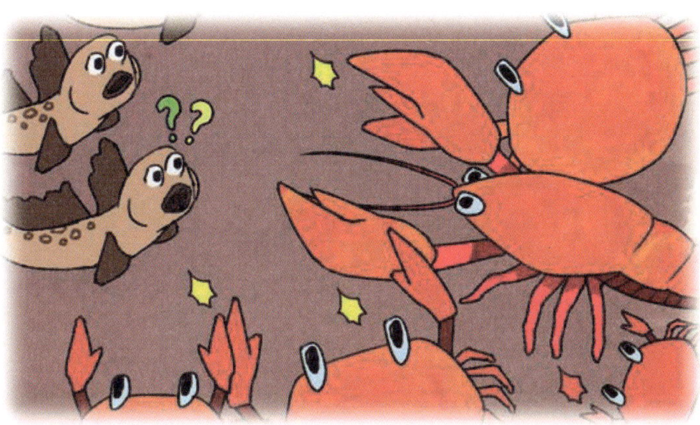

모양이나 형편이 비슷하고 인연이 있는 것끼리 서로 잘 어울리고 감싸주기 쉽다는 말입니다.

□□□ □ □

⑬ 발	⑭ 게	⑮ 챙
⑯ 가	⑰ 고	⑱ 어
⑲ 편	⑳ 식	㉑ 경
㉒ 야	㉓ 는	㉔ 저

3.

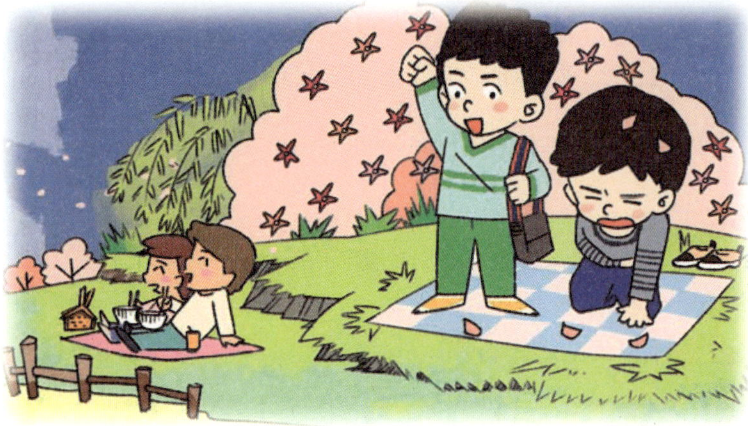

아무리 재미있는 일이라도 배가 불러야 흥이 나지 배가 고파서는 아무것도 할 수 없다는 말입니다

□□□□ □□□

① 슬	② 야	③ 제	④ 도	⑤ 등
⑥ 산	⑦ 금	⑧ 말	⑨ 싸	⑩ 라
⑪ 후	⑫ 이	⑬ 보	⑭ 게	⑮ 챙
⑯ 꿰	⑰ 고	⑱ 어	⑲ 강	⑳ 식
㉑ 경	㉒ 구	㉓ 는	㉔ 서	㉕ 배

4.

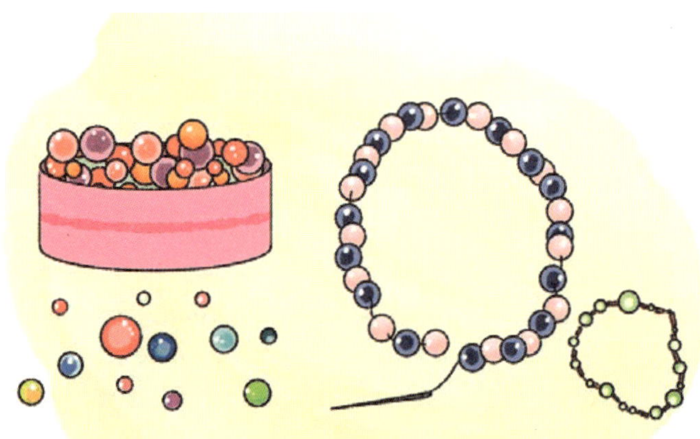

아무리 좋은 것이라도 쓸모 있게 만들어 놓아야 값어치가 있다는 말입니다.

□□□ □ □□□□ □□□ □□

(2) 색칠하기

만다라그림 중 일부분은 검은색 실선으로 되어 있습니다. 나머지 회색선 부분을 따라 대칭이 되게 그린 뒤 색을 칠해보세요.

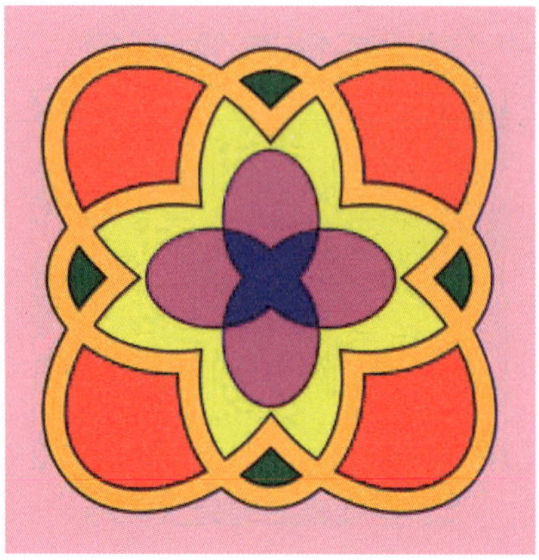

❶ 우주여행

로켓을 타고 우주여행을 합니다.
환상적인 은하수가 펼쳐집니다.

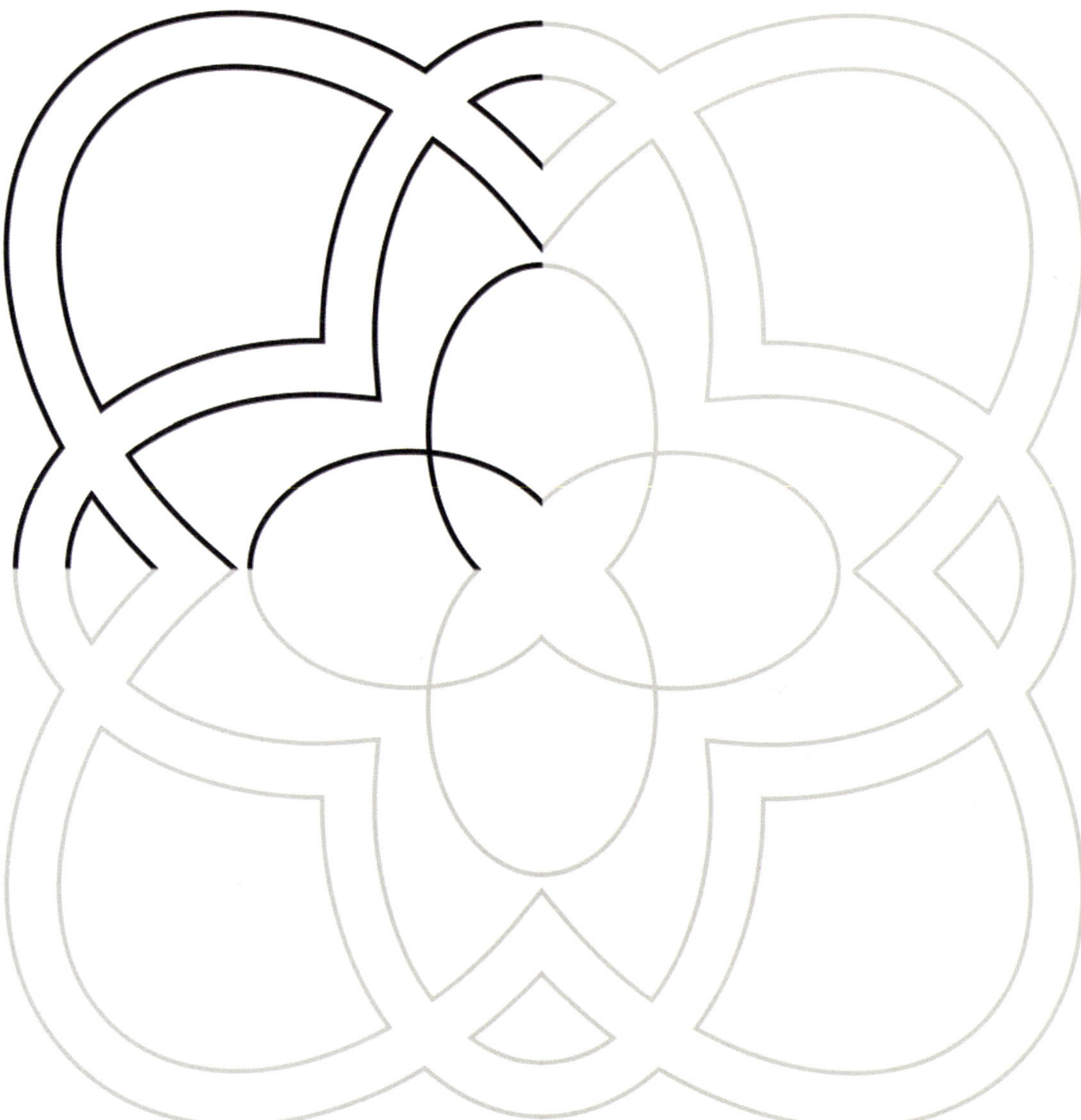

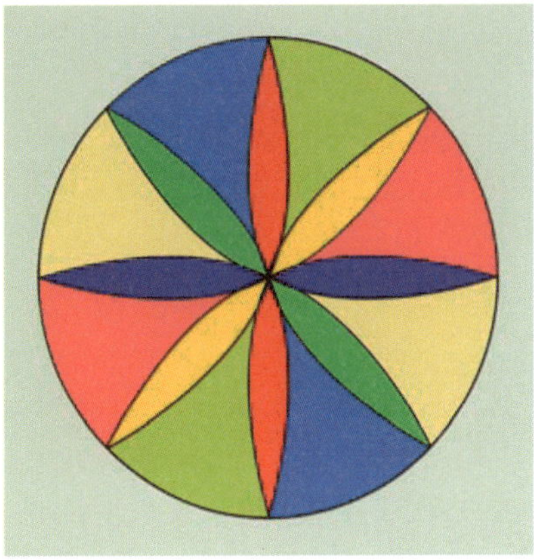

❷ 다이아몬드

동글이와 길쭉이가 다양한 색을 내는 것이 다이아몬드 같네요.

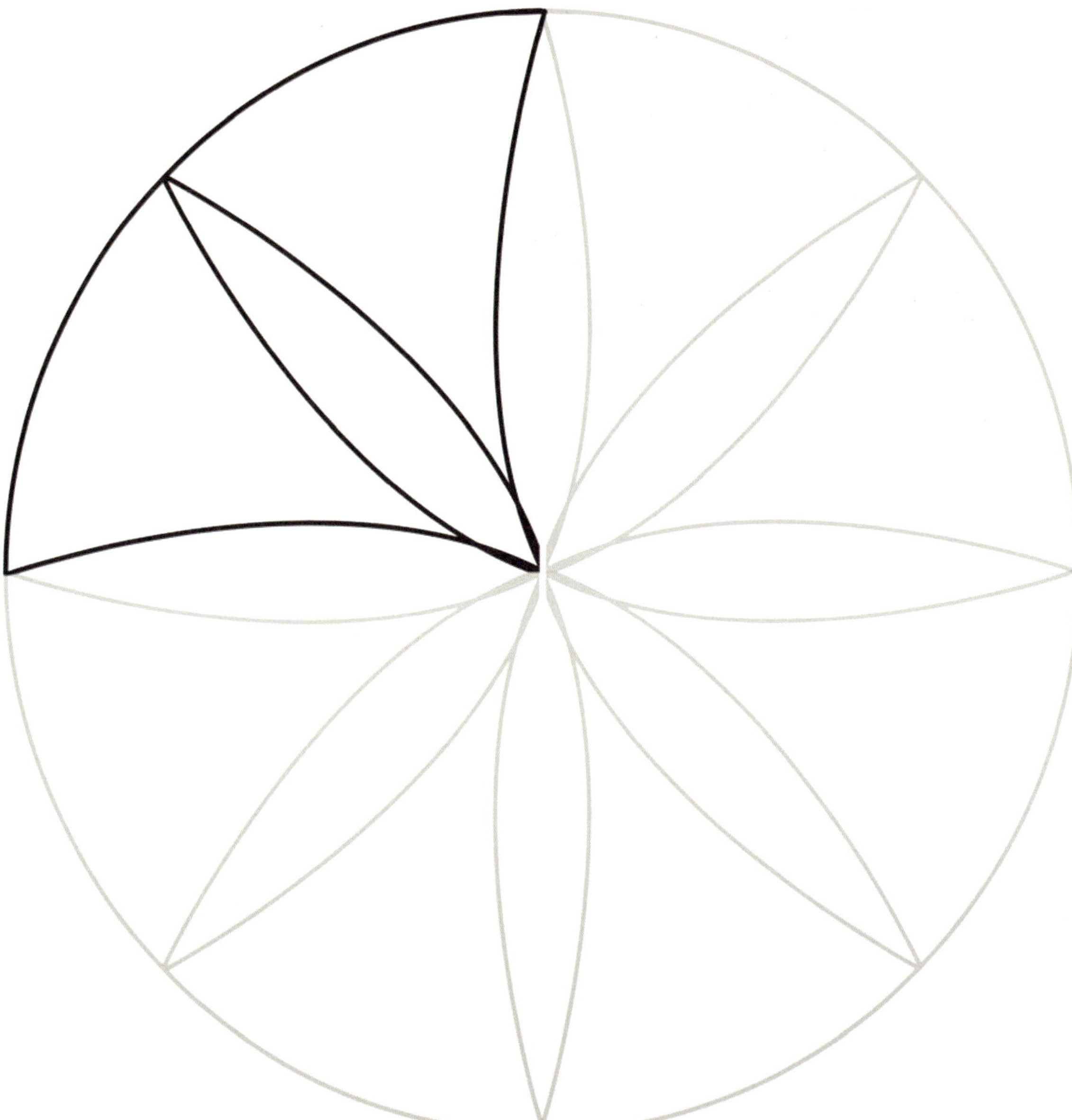

❸ 살풀이

우리민족은 한이 많다고 합니다. 다음은 한을 풀어주는 살풀이 춤입니다. 옆의 그림을 보고 색을 칠해보세요.

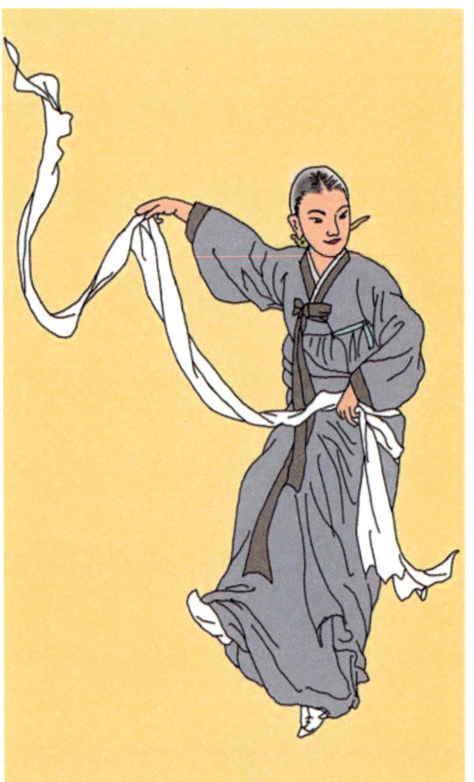

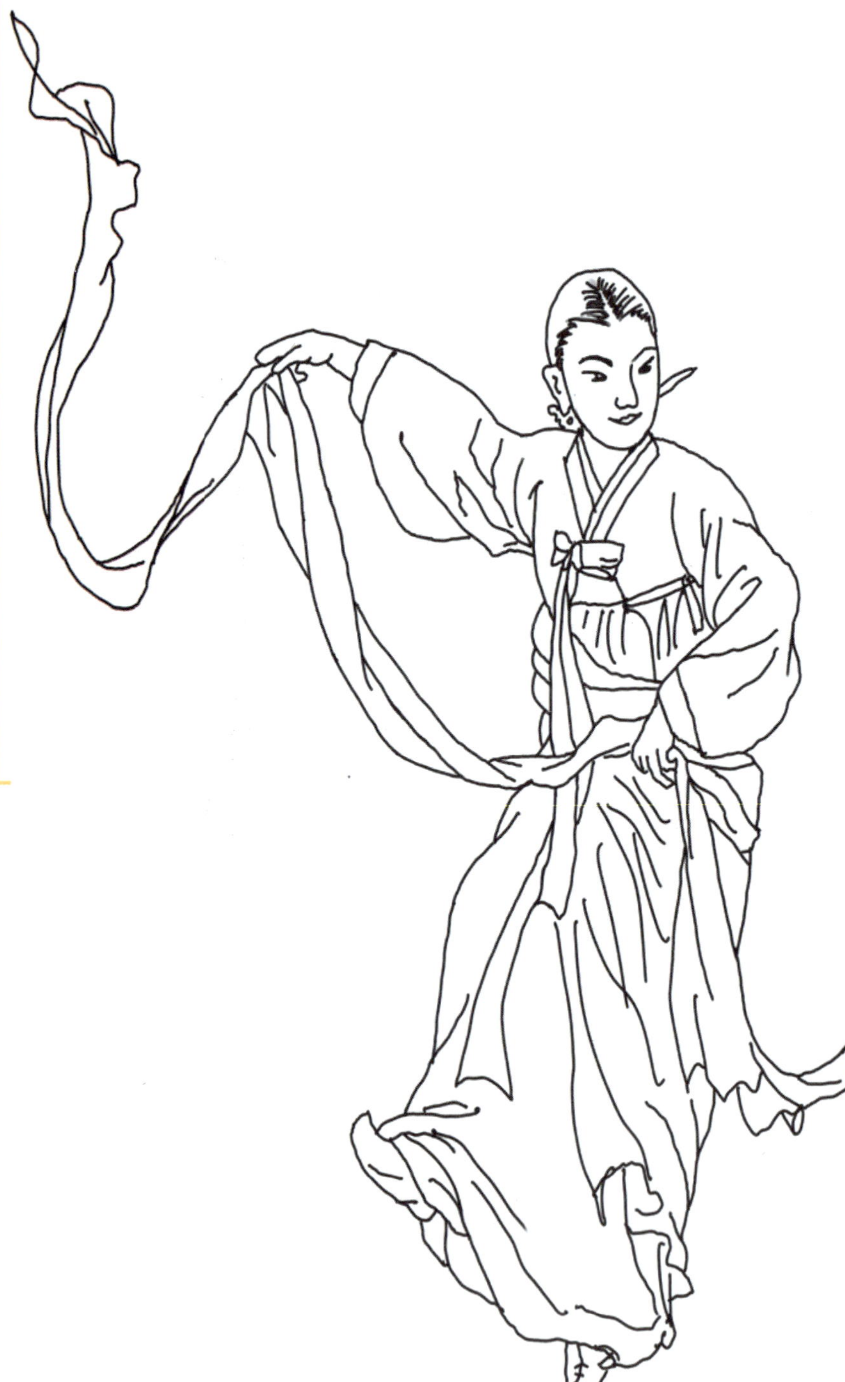

(3) 인지활동

❶ 지남력

1. 다음의 시계그림에 시계바늘을 그려보세요.
   현재 시간을 그대로 그려도 됩니다.

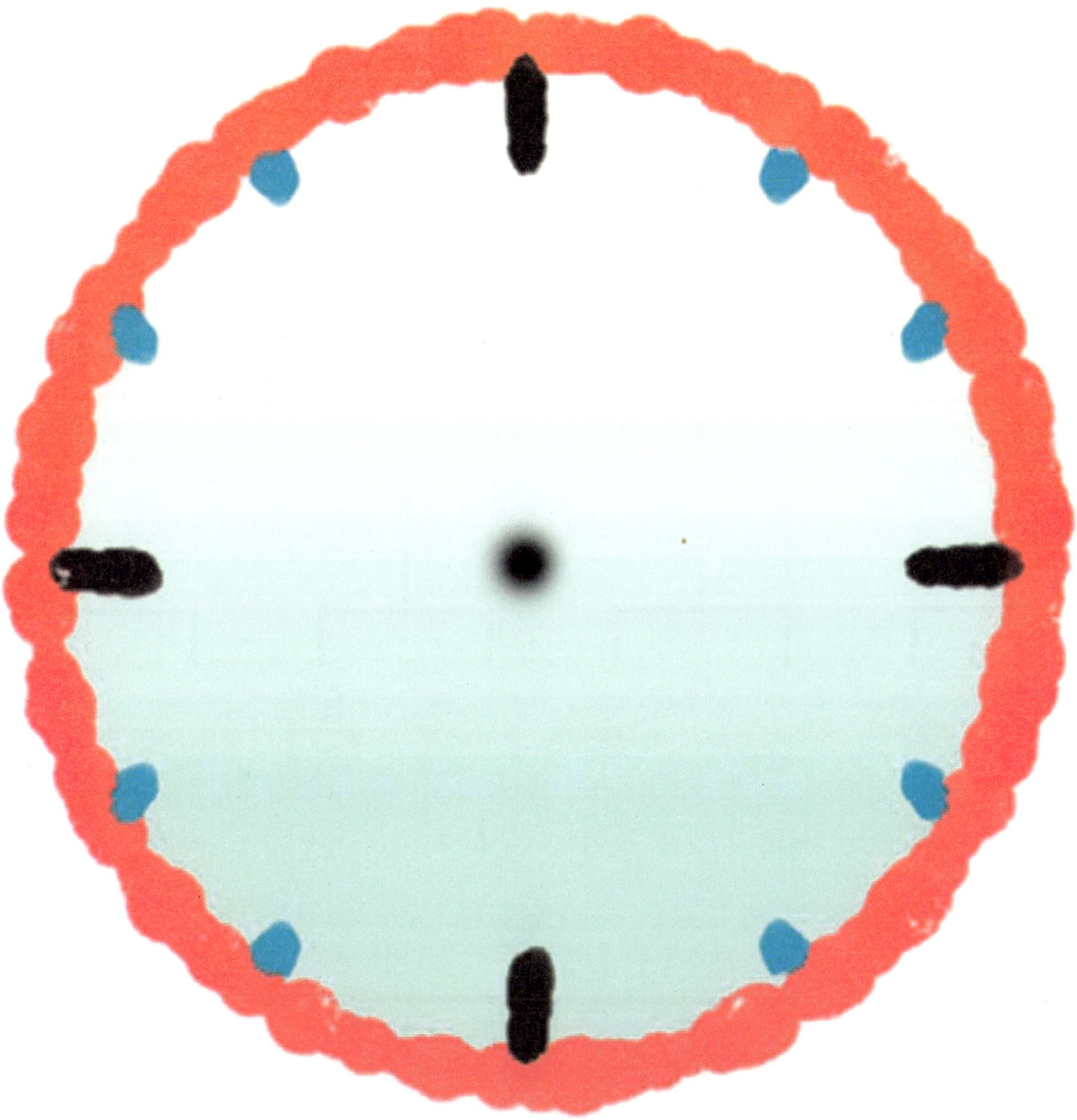

2. 최종 승자는 누구일까요?

친구들과 가위, 바위, 보를 해서 이긴 사람이 위로 올라갑니다.

이긴 사람의 이름을 빈칸에 적어보세요.

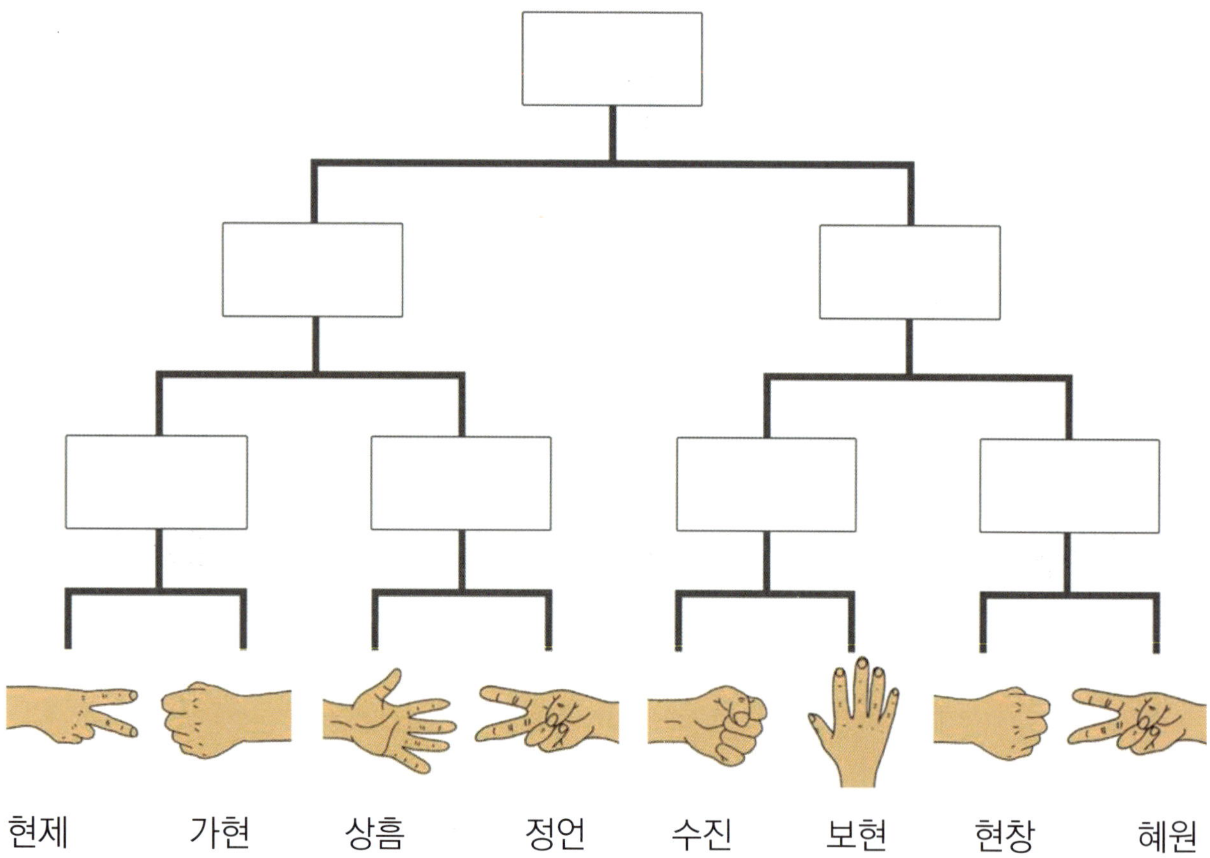

❷ 사고력

복순이 할머니가 태어난 날이 있는 달력입니다.
질문에 답해보세요.

2023년 8월

일	월	화	수	목	금	토
		1	2	3	4	5
6	7	8	9	10	11	12
13	14	15	16	17	18	19
20	21	22	23	24	25	26
27	28	29	30	31		

1. 복순이 할머니의 생신은 마지막 일요일 다음날입니다. 며칠인가요?

2. 할머니는 생일 2주일 전 일요일에 머리를 염색하러 미용실에 갑니다.
   8월 달력에서 며칠날 가야 할까요?

3. 생일을 기준으로 앞뒤 토요일에 친구들을 집에 초대해서 함께 식사를 합니다.
   초대할 수 있는 토요일은 몇 월 며칠인가요? 생일 앞뒤로 정해주세요.

❸ 집중력

다음 박스 안의 글자 색을 빨리 말해보세요.

초시계로 시간을 재어보세요. 휴대폰에는 스톱워치 기능이 있습니다.

준비하시고 → '시작!' 스톱워치를 누르세요.

글자를 읽지 마세요. 글자의 색만 말하세요.

틀리면 처음으로 돌아가 다시 시작합니다.

빨강	파랑	노랑	초록	하양
검정	주황	보라	파랑	빨강
노랑	하양	검정	주황	파랑
보라	파랑	하양	노랑	검정
주황	보라	파랑	빨강	초록

'스톱!' 스톱워치를 누르세요.

소요 시간을 적어보세요. 가장 짧은 시간이 이기는 겁니다.

소요시간 (　　　　　분　　　　　초)

❹ 판단력

다음 사진을 보고 공통점별로 분류해 보세요.

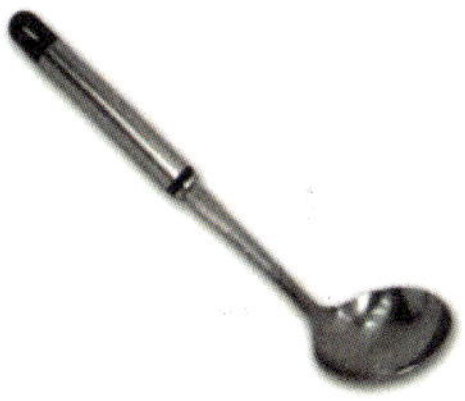 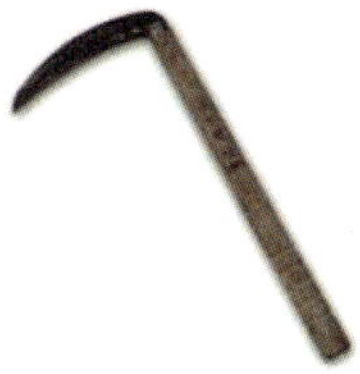 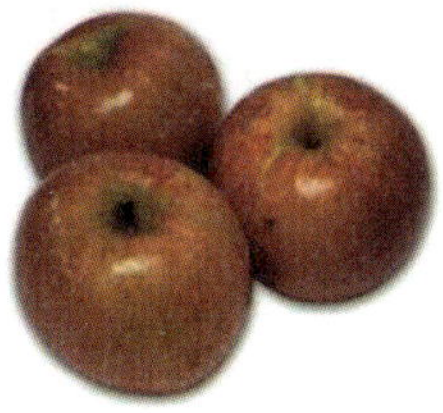 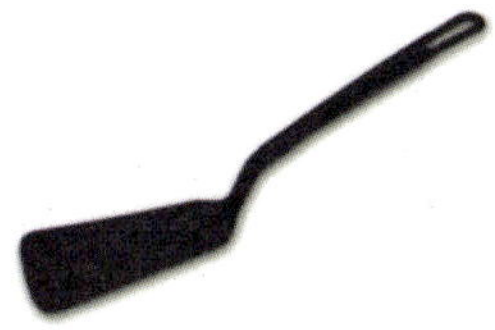

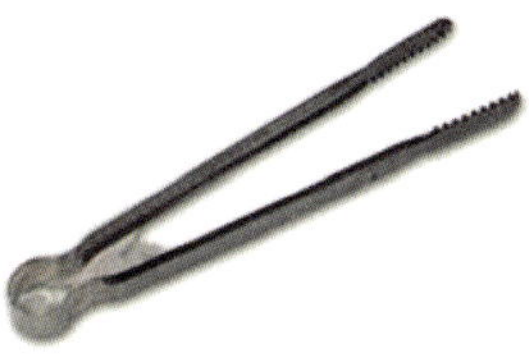 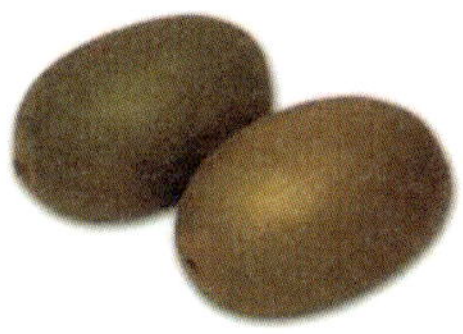 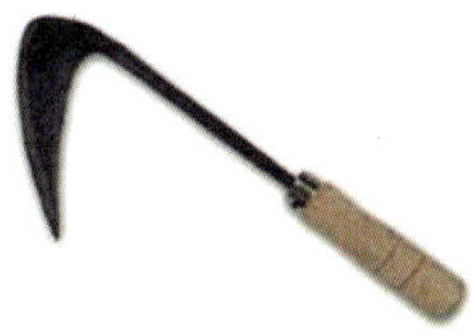 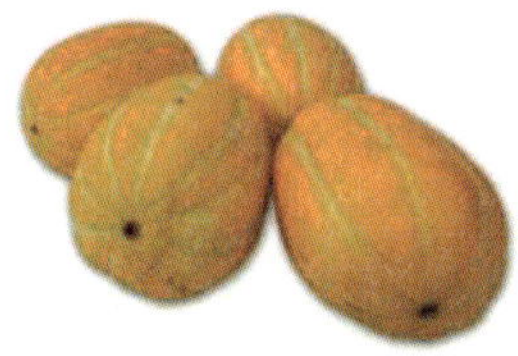

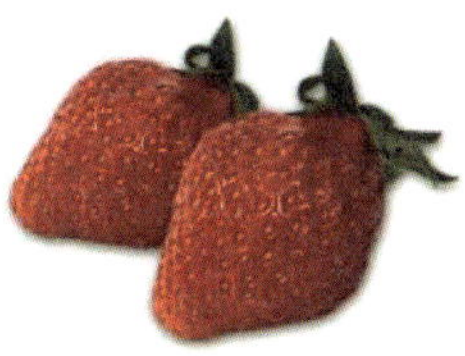 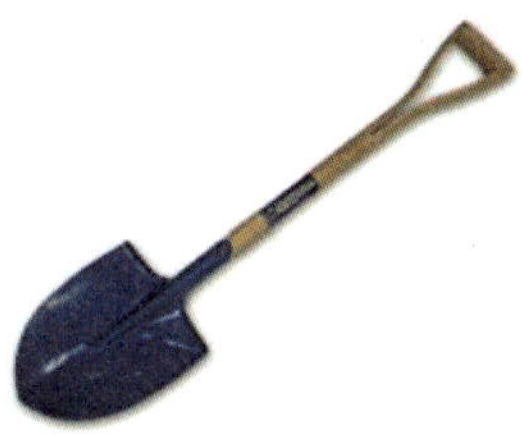 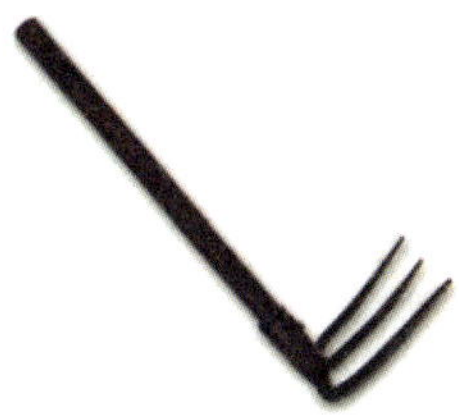 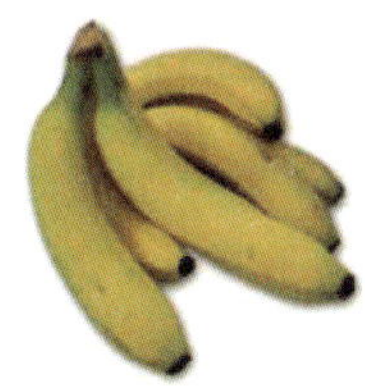

공통점	농기구	
	과일	
	요리도구	

❺ 기억력

다음 과일을 보고 기억하세요.

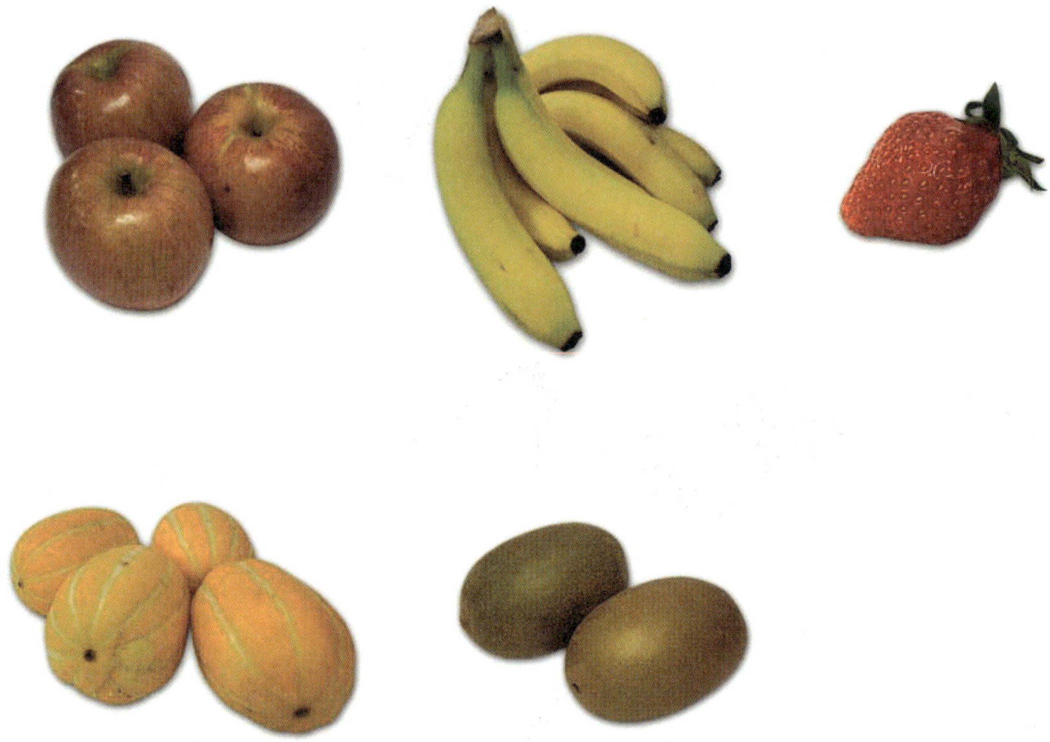

위의 그림을 가린 후, 다음의 질문에 답해보세요.

1. 어떤 과일이 있나요?
2. 배가 있나요?
3. 숫자가 가장 많은 과일은 무엇인가요?
4. 과일 개수가 작은 순서대로 과일 이름을 말해보세요?

5, 가장 크기가 가장 작은 과일은 무엇인가요?

❻ 창의력

나무 한 그루가 있습니다. 뿌리와 가지, 그리고 잎사귀를 그려보세요. 정해진 답은 없습니다. 마음대로 그리면 됩니다. 그림을 그린 다음 색을 칠해 완성해 보세요.

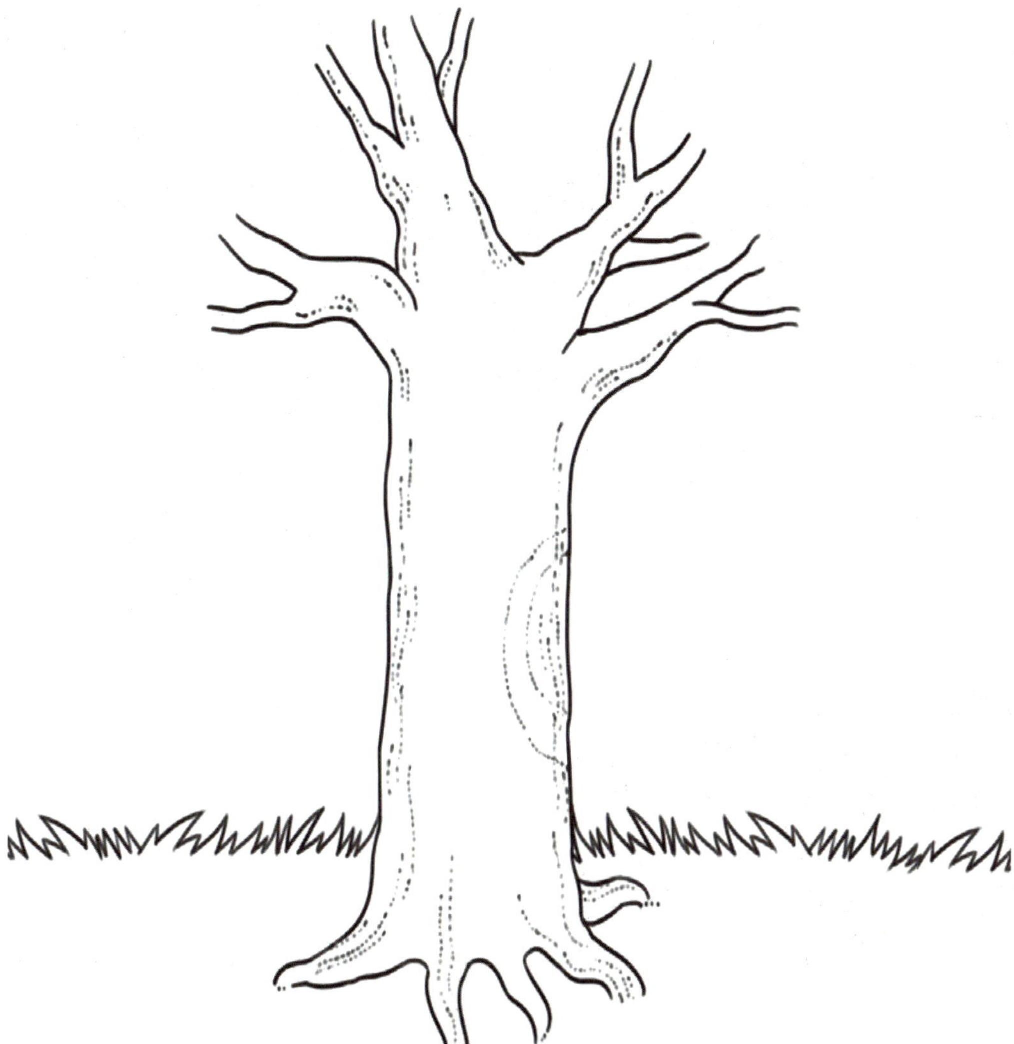

(4) 숨은 그림 찾기

❶ 해와 달이 된 오누이

오누이가 엄마 모습을 한 호랑이를 피해 동아줄을 잡고 하늘로 올라갑니다. 숨어 있는 그림이 6개 있습니다. 그것을 찾아서 동그라미 표시를 하세요.

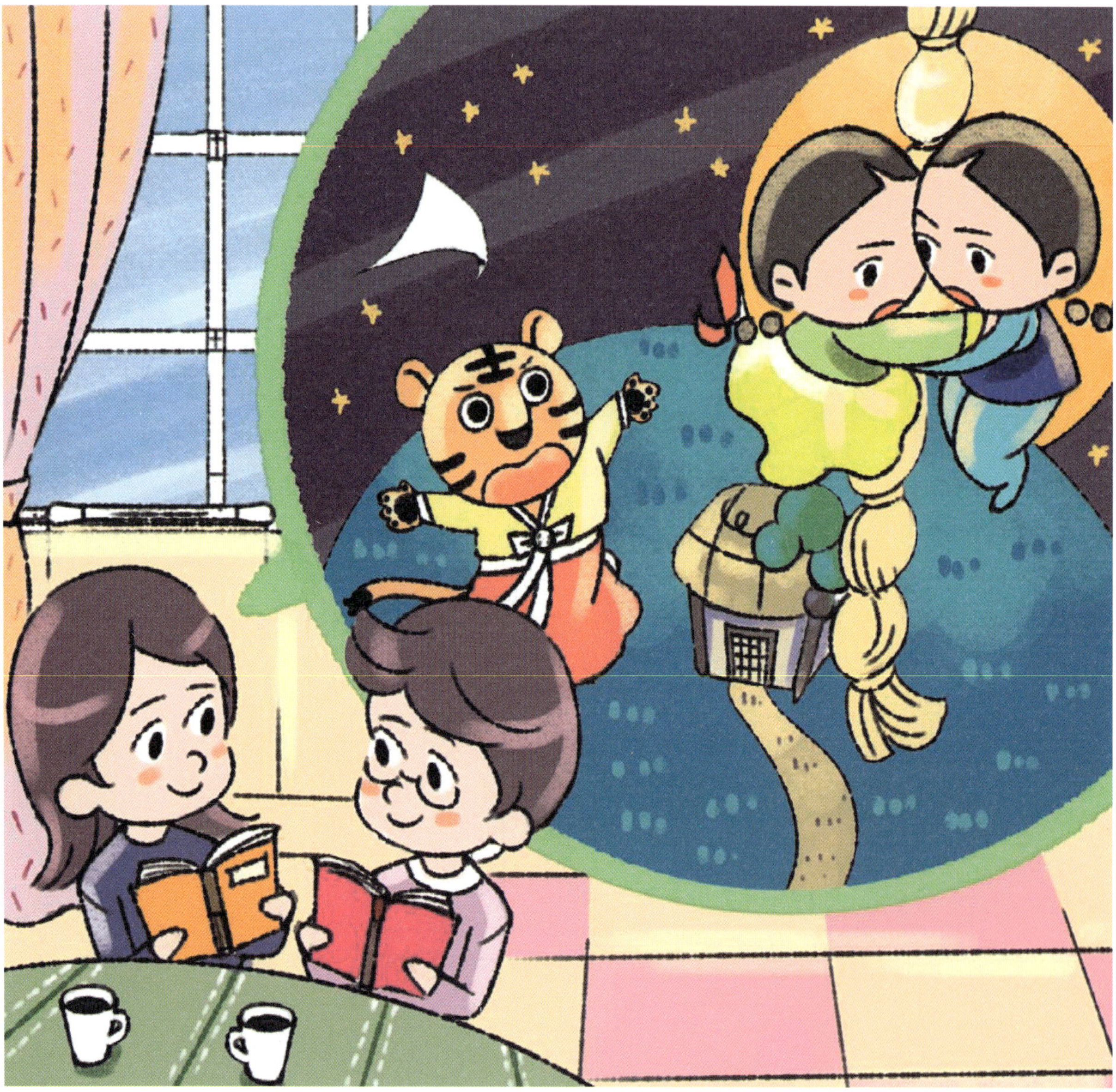

▸ 숨은 그림 : 낫　면봉　사탕　도자기　못　성냥

❷ 봄 소풍

철이는 여자 친구 은희와 함께 계곡으로 소풍을 갔습니다. 봄이 되어 나무들은 푸릇푸릇 옷을 갈아입고, 계곡물은 졸졸졸 시원하게 흐릅니다.

숨어 있는 그림이 6개 있습니다. 그것을 찾아서 동그라미 표시를 하세요.

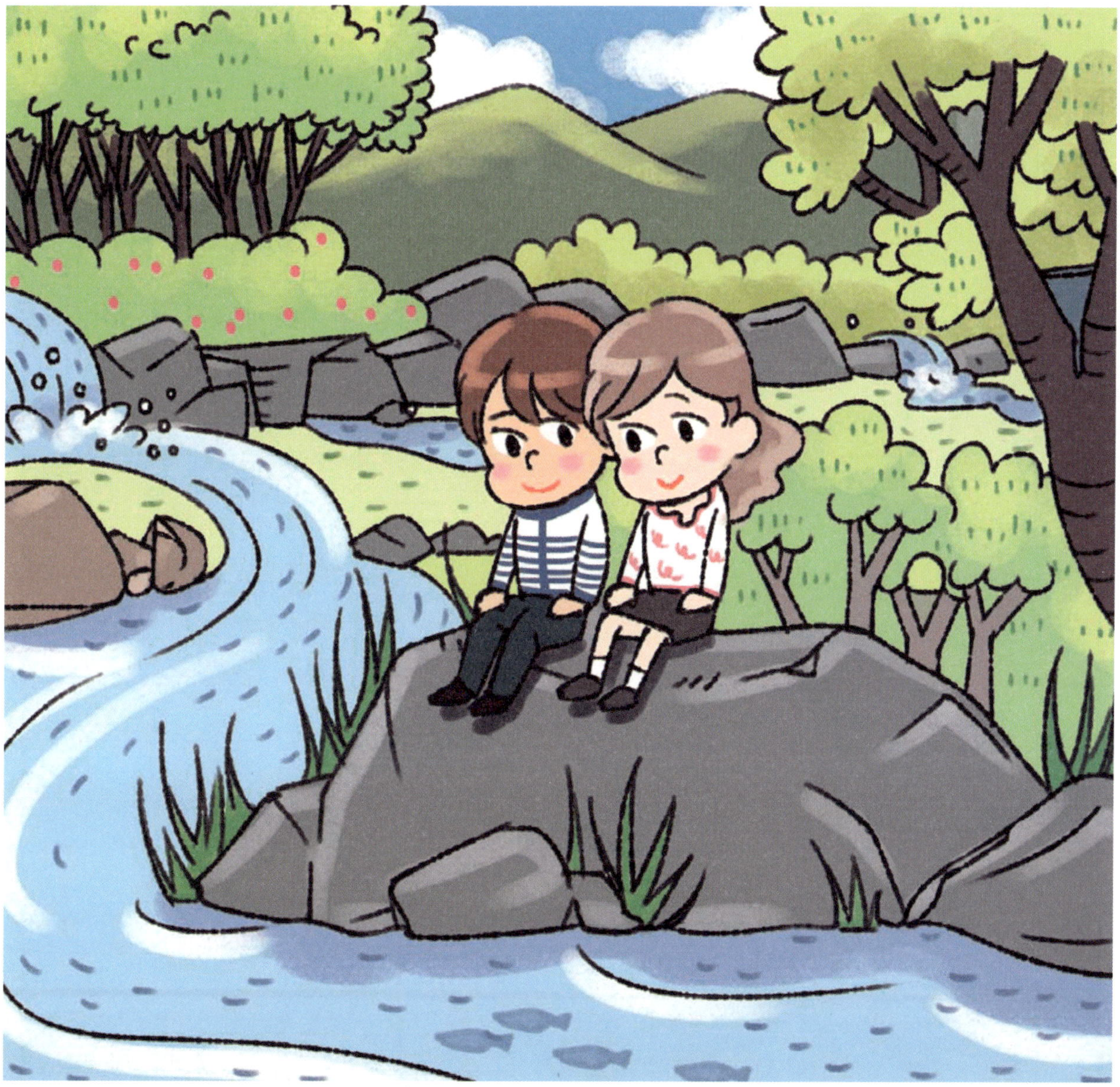

▸**숨은 그림** : 8분음표 갓 깔때기 숟가락 아이스크림 하트

(5) 다른 그림 찾기

❶ 숨바꼭질

아이들이 많이 하는 놀이 중 하나로 여럿 가운데서 한 아이가 술래가 되어 "꼭꼭 숨어라 머리카락 보일라"라고 말하며 숨은 사람을 찾아내는 놀이인데, 술래에게 들킨 아이가 다음 술래가 됩니다. 집에서 엄마와 함께 하는 숨바꼭질도 아이가 무척 좋아합니다.

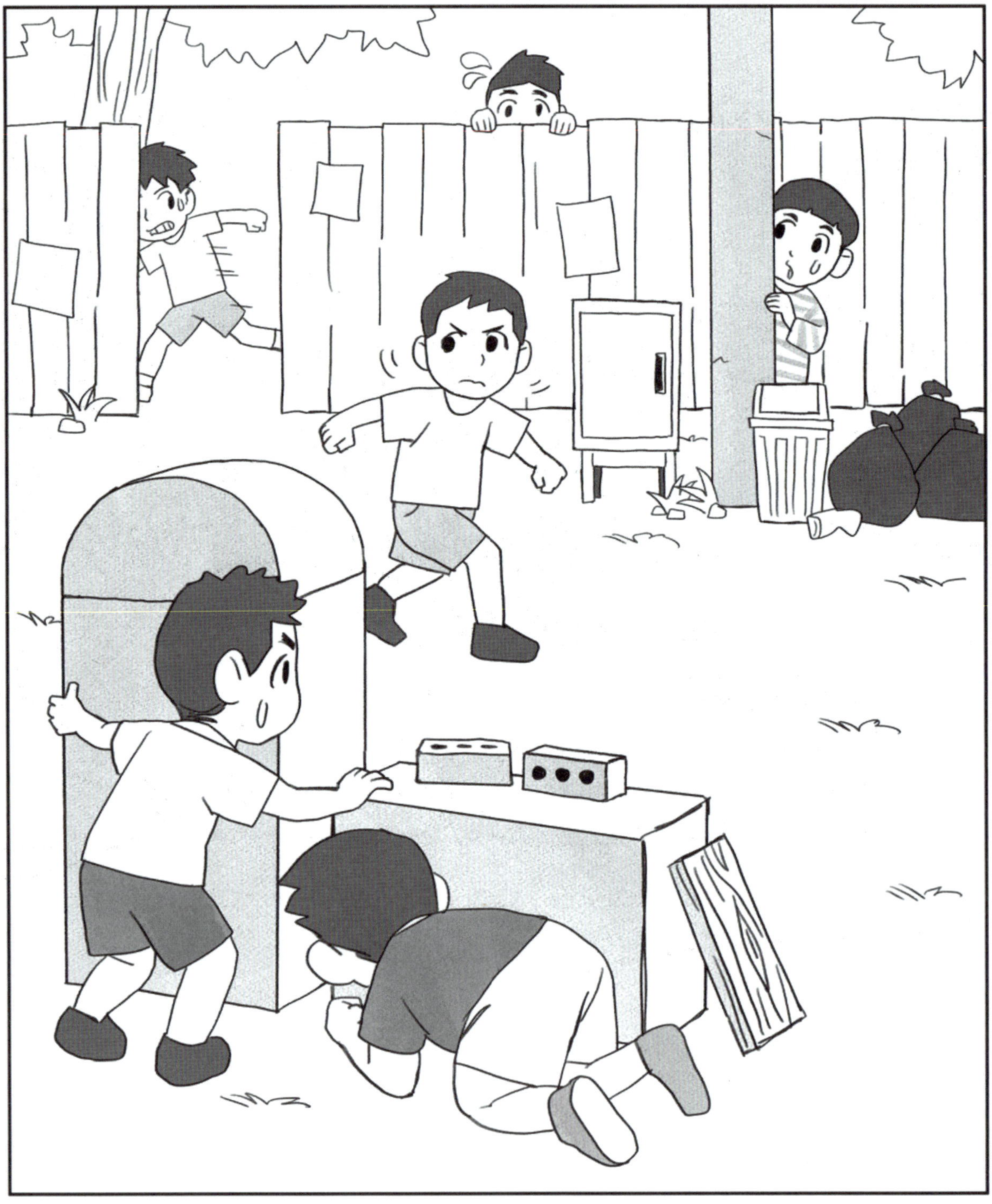

아래 그림은 왼쪽의 그림과 다른 부분이 9개 있습니다.
그것을 찾아서 동그라미 표시를 하세요.
다른 그림 찾기가 끝난 후에는 좌측 그림에 원하는 색을 칠해보세요.

어릴 적 친구들과 숨바꼭질하면서 어느 곳에 주로 숨었나요?

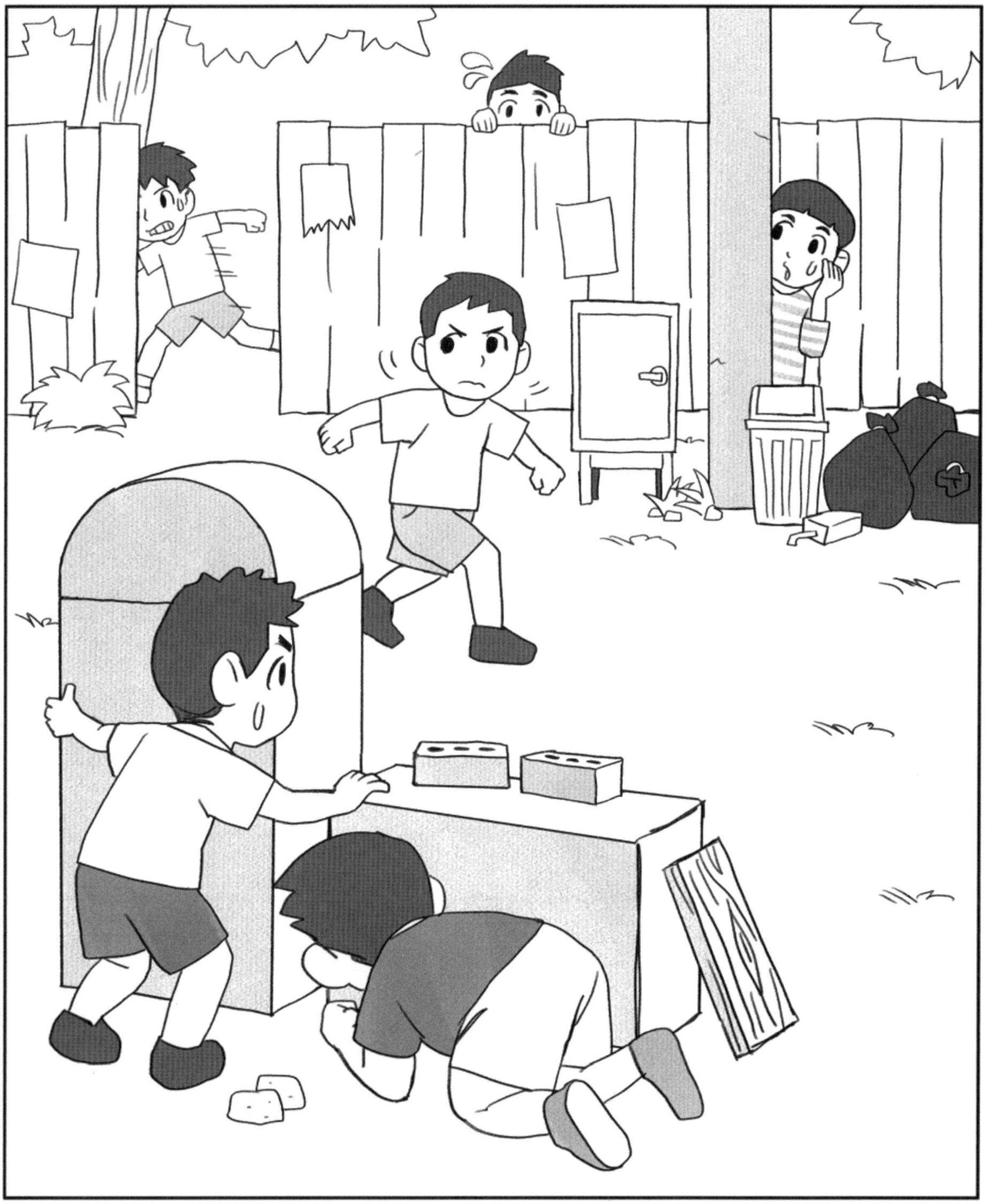

❷ 동상례

혼례를 마치면 신부의 친척들이 모여 신랑의 다리를 묶어 거꾸로 메 달고 발바닥을 때리면서 신랑다루기를 합니다. 신부의 집에서 거하게 술상을 차려 축배를 들며 신랑다루기를 하는 것입니다. 발바닥은 용천혈이란 혈 자리가 있고 이 부분을 때리면 남자의 기운을 돋우는데 좋다고 합니다.

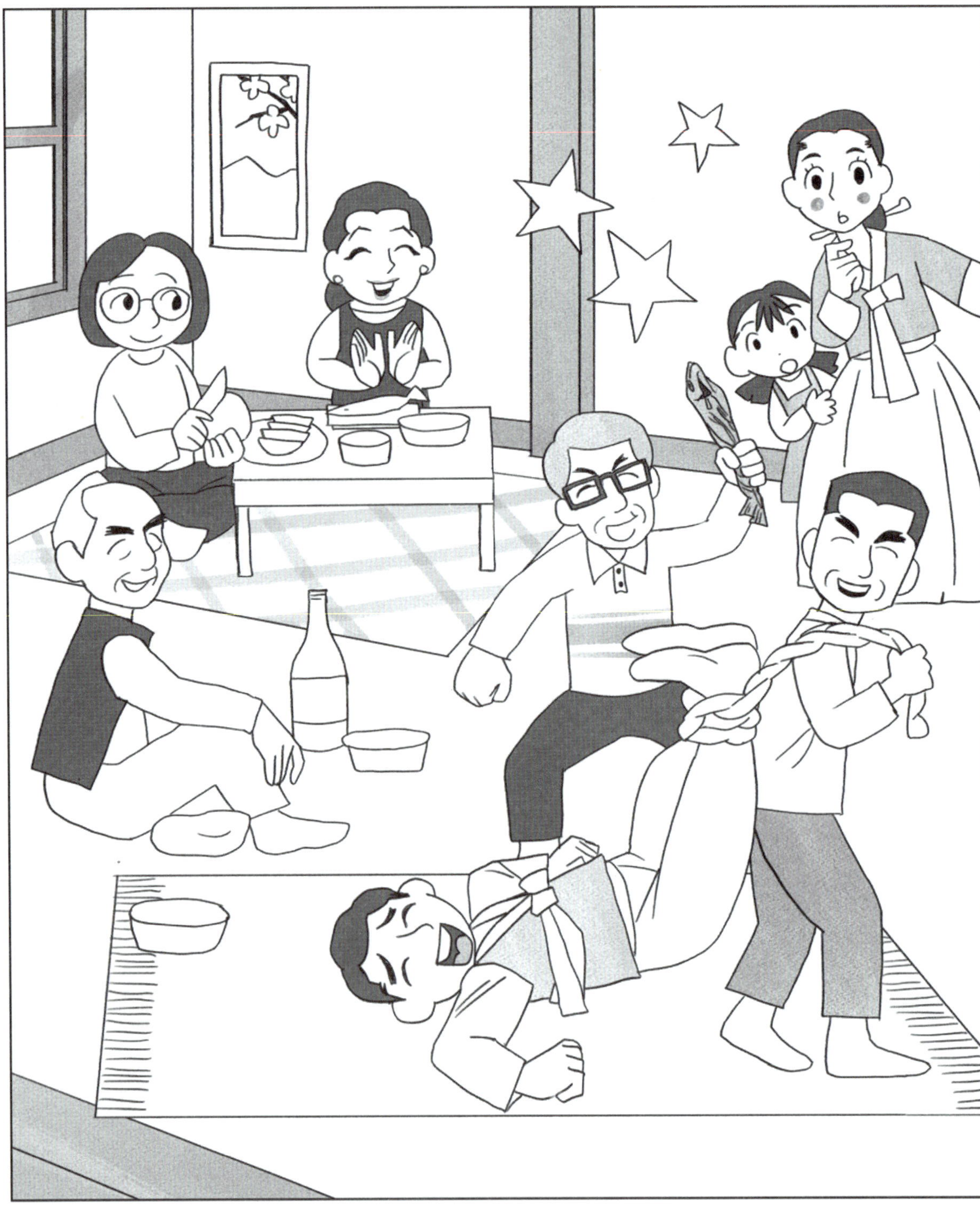

아래 그림은 좌측의 그림과 다른 부분이 8개 있습니다.
그것을 찾아서 동그라미 표시를 하세요.
다른 그림 찾기가 끝난 후에는 좌측 그림에 원하는 색을 칠해보세요.

동상례의 모습은 요즘에 쉽게 볼 수가 없습니다. 매를 맞으면서도 웃고 있는 신랑의 모습에 신부는 의아스럽고 신기한가봅니다.

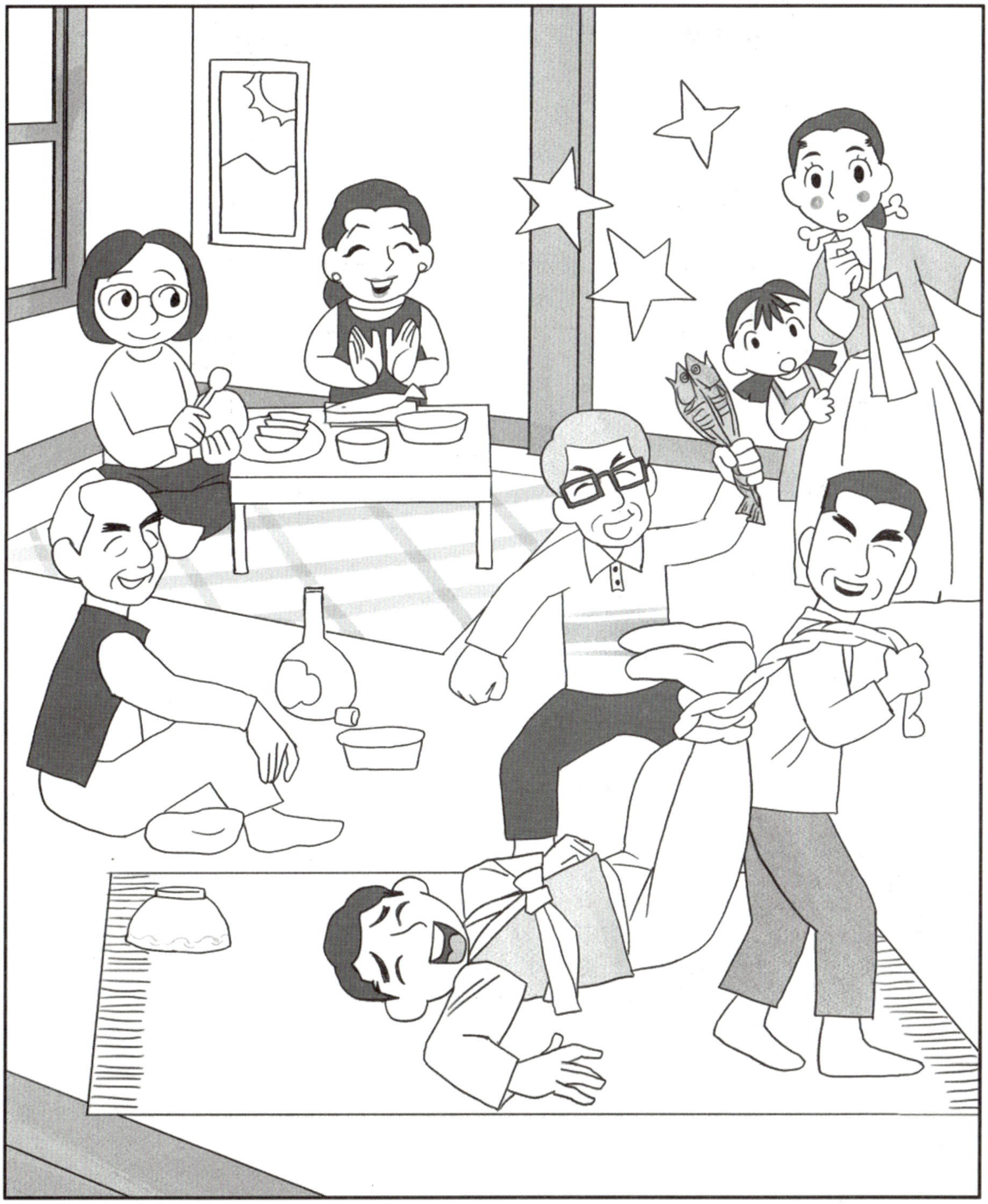

(6) 미로 찾기

❶ 엄마 찾아 삼만리

아이가 길을 잃고 울고 있어요. 집으로 가는 길을 차분하게 생각하며 걸어갑니다. 열심히 길을 찾아 가다 보면 곧 엄마를 만날 수 있어요.

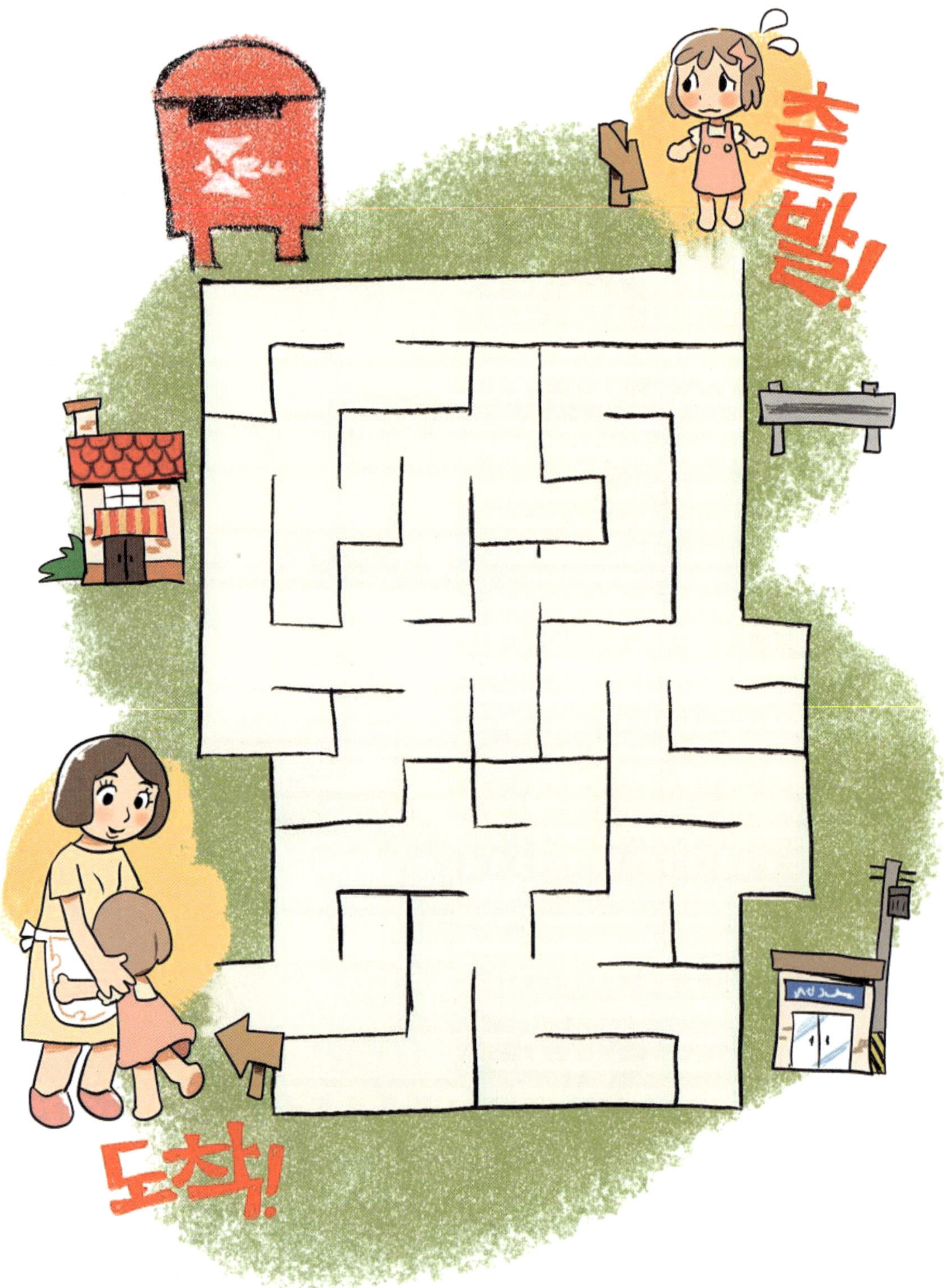

❷ 달려라 토끼

지난번 달리기 경기에서 낮잠을 자다 거북이에게 뒤쳐졌던 토끼가 이번 경기에서는 낮잠도 안자고 앞만 보고 열심히 달려 목표지점을 통과했네요. 거북이도 열심히 애써보지만 안타깝게 토끼를 이길 수 없었어요.

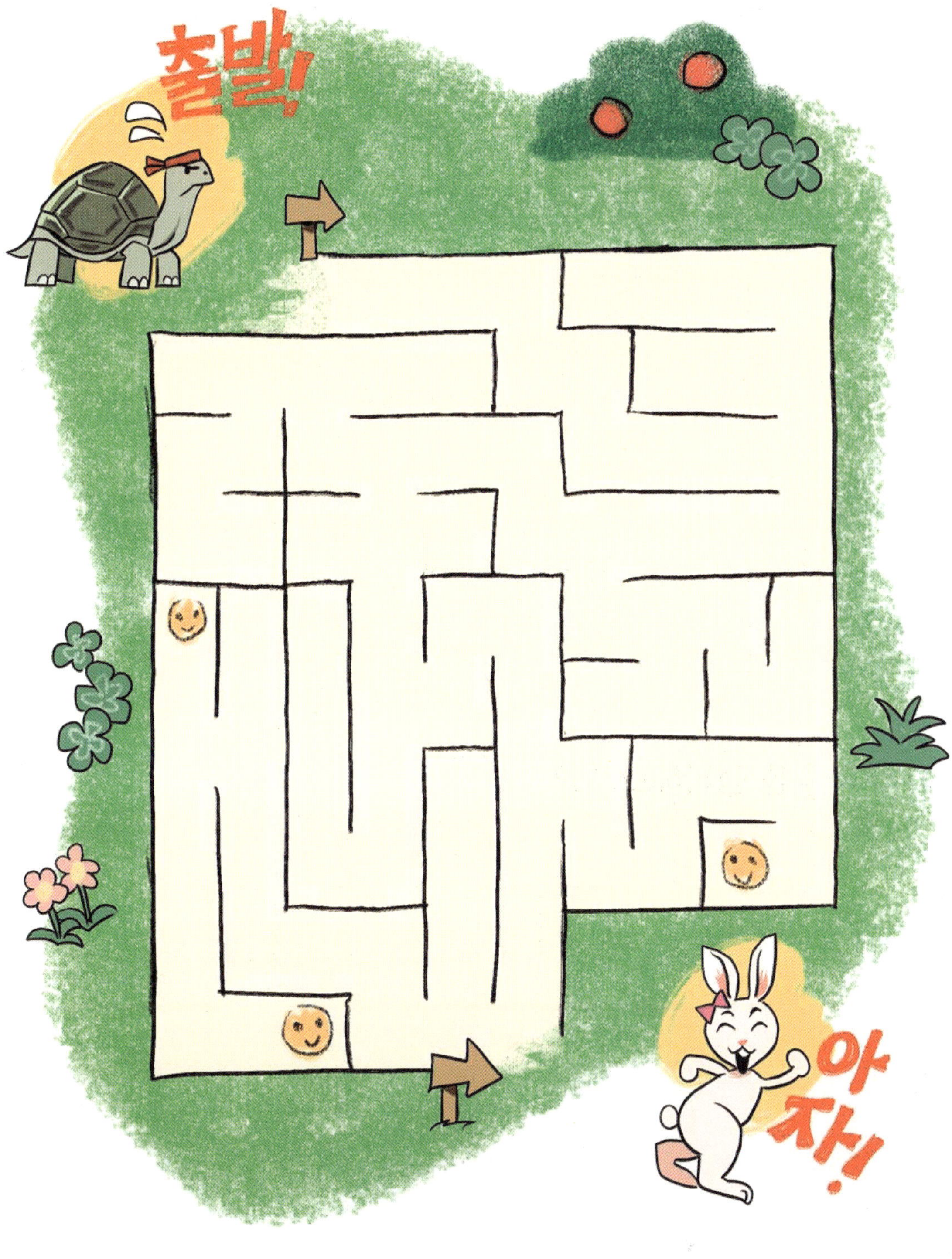

(7) 일기쓰기

년 월 일 요일 오늘 날씨

오늘 나의 기분을 체크하고 이유를 적어보세요. 기쁨 / 슬픔 / 편안함 / 불안함

이번 주에 있었던 기억에 남는 일을 한 가지 이상 떠올려보세요.

오늘 가장 많은 시간을 보낸 장소를 떠올려보세요.

오늘 제일 맛있었던 식사 메뉴를 떠올려보세요.

오늘 나의 하루를 정리해보세요

아침

점심

저녁

오늘의 일기

오늘 나의 건강 관리(색칠해주세요)

	부족		충분
운동(걷기, 스트레칭 등)			
먹거리(식이조절, 금주, 금연)			
여가(사회활동, 취미생활)			

내일 하고 싶은 것을 자유롭게 적어보세요.

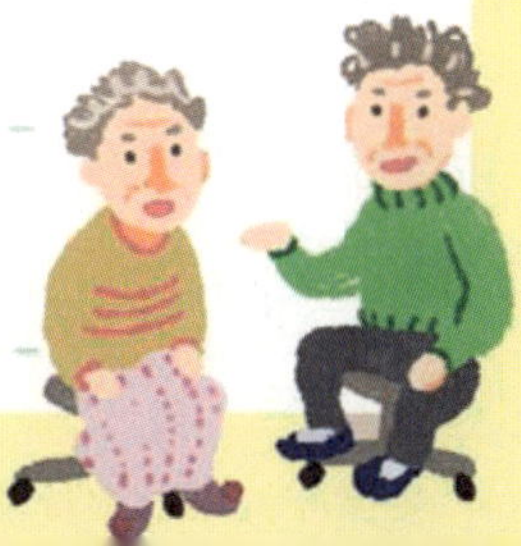

정답

- 12쪽 1. 겨울
- 13쪽 1. 한복 2. 바늘, 실, 골무
- 14쪽 1. 부엌
  2.

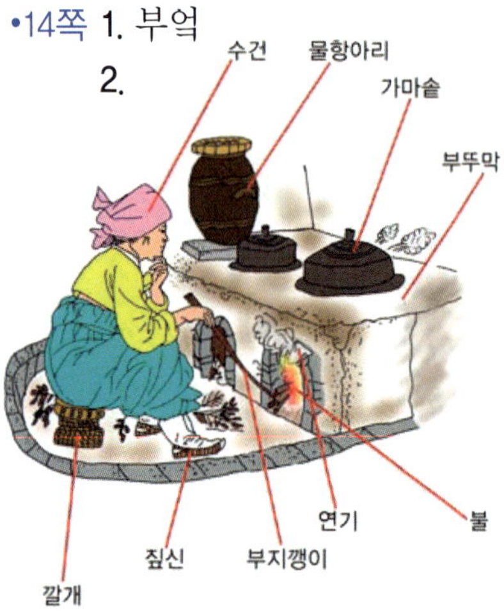

- 15쪽

ㅂ ㅂ ㅏ	밥	ㅈ ㅣ ㅂ	집
ㅁ ㄹ ㅜ	물	ㅏ ㄸ ㅇ	땅
ㅆ ㄹ ㅏ	쌀	ㅁ ㅁ ㅗ	몸
ㄹ ㅁ ㅣ	밀	ㅅ ㅇ ㅗ	옷
ㅇ ㅗ ㅋ	콩	ㅁ ㅎ ㅣ	힘
ㄴ ㅏ ㅊ	찬	ㅁ ㄱ ㅡ	금
ㄱ ㅁ ㅣ	김	ㄴ ㅇ ㅡ	은
ㅜ ㄱ ㅁ	묵	ㅗ ㅅ ㅣ	쇠
ㄴ ㅓ ㅈ	전	ㄹ ㄷ ㅏ	달

- 16쪽

ㄱ ㄹ ㅏ ㄷ	닭	ㅜ ㅓ ㅇ ㄲ	꿩
ㅅ ㅏ ㅂ ㄱ	값	ㅗ ㅎ ㅏ ㄹ	활
ㅇ ㅗ ㅏ ㄱ	광	ㄹ ㅎ ㄱ ㅡ	흙
ㅇ ㅇ ㅏ ㅗ	왕	ㅅ ㅏ ㄹ ㅁ	삶
ㅁ ㅂ ㅗ ㅜ	부모	ㄴ ㅂ ㅣ ㅏ	나비
ㄷ ㅍ ㅗ ㅗ	포도	ㅈ ㄴ ㅏ ㅕ	자녀
ㄷ ㅂ ㅜ ㅜ	두부	ㅜ ㅁ ㅏ ㄴ	나무
ㅅ ㄱ ㅣ ㅖ	시계	ㄹ ㅁ ㅏ ㅜ	마루
ㅓ ㅁ ㄹ ㅣ	머리	ㅜ ㅈ ㅓ ㅅ	수저

- 17쪽

ㅏㅅㄹ / ㅁㅏ → 사 람　ㅁㅏㄱ / ㅏㅅ → 감 사　ㅗㅇㅌ / ㅗㄹ → 통 로　ㅣㅇㅏ / ㅁㅊ → 아 침

ㅁㅁㅏ / ㅡㅇ → 마 음　ㄱㅇㅂ / ㅗㅜ → 공 부　ㅈㄱㅓ / ㅇㅏ → 가 정　ㅅㄹㅏ / ㅏㅇ → 사 랑

ㅇㅗㄷ / ㅅㅇㅐ → 동 생　ㅗㅏㅣ / ㅇㅇㅂ → 왕 비　ㄴㅍㅏ / ㅕㅁㄴ → 남 편　ㄴㅇㅣ / ㄱㄴㅏ → 인 간

ㅂㅇㅣ / ㄹㅜㅅ → 입 술　ㄴㄴㅜ / ㅆㅂㅓ → 눈 썹　ㅅㅁㅊ / ㄴㅏㅗ → 삼 촌　ㅊㅊㄱ / ㄴㅣㅓ → 친 척

- 18쪽

ㅇㅁ / ㅏㄹㅌ / ㄱㅏ → 암탉　ㄱㅇ / ㅇㅈㅗ / ㅏㅏ → 광장　ㄴㅇ / ㅗㅓㅏ / ㅈㄴ → 완전

ㅎㅇ / ㄱㅁㅗ / ㅏㅡ → 황금　ㄴㅇ / ㅇㅈㅓ / ㅓㅜ → 정원　ㅎㅗ / ㅇㄱㅇ / ㅏㅜ → 황궁

ㅅㅇ / ㅐㅎㄹ / ㅗㅏ → 생활　ㄱㄴ / ㅇㅎㅏ / ㅓㅜ → 학원　ㅂㅡ / ㅅㄱㅗ / ㅏㄴ → 습관

- 19쪽

ㅏㅣㅏ / ㄷㅅㅁ → 다 시 마　ㄴㄹㅁ / ㅏㅣㅣ → 미 나 리　ㅂㅜㅁ / ㅏㄴㅐ → 배 나 무

ㅇㅁㄴ / ㅓㅣㅓ → 어 머 니　ㅅㄴㅗ / ㅏㅜㅁ → 소 나 무　ㅈㅈㄷ / ㅏㅗㅣ → 지 도 자

ㄱㅇㅈㅏ / ㅇㅏㅣ → 강 아 지　ㅂㅣㅁ / ㅜㅗㄴㅁ → 부 모 님　ㅇㄱㅇ / ㅗㅑㅇㅣ → 고 양 이

ㄱㅏㅡㄹ / ㅁㅈㅣ → 그 림 자　ㄹㅜㅇ / ㅓㄴㅕㅂ → 여 러 분　ㅇㅇㅇㅣ / ㅜㅓㅂ → 부 엉 이

- 20쪽

ㄱ ㄹ ㅁ ㅅ ㅈ ㅓ ㅣ ㅏ	거짓말
ㄴ ㅏ ㅁ ㅏ ㄹ ㅡ ㅂ ㄹ	바른말
ㅜ ㄴ ㄴ ㅇ ㄷ ㅗ ㅏ ㅈ	운동가
ㅁ ㅅ ㅣ ㄱ ㄱ ㅜ ㅐ ㅇ	애국심
ㄱ ㅈ ㅏ ㅗ ㅣ ㅁ ㅁ ㅁ	몸가짐
ㄱ ㅁ ㅗ ㅗ ㄱ ㅣ ㄱ ㄹ ㄹ	골목길
ㅎ ㅂ ㄴ ㅏ ㅏ ㅜ ㅁ ㄱ ㄴ	함박눈
ㄹ ㅁ ㅜ ㅇ ㅂ ㅏ ㄹ ㅇ ㅜ	물방울
ㄱ ㅏ ㄴ ㅈ ㅏ ㅁ ㄴ ㅏ ㅇ	장난감
ㅇ ㄷ ㅎ ㅜ ㅗ ㅗ ㄴ ㅇ ㅣ	운동회

- 21쪽

ㄹㄱㄷ / ㅏㅜㅣㅌ / ㄱㅁㅣ → 닭 튀 김　ㄹㅗㅏ / ㅎㅇㅗㄱ / ㅏㅈㅇ → 활 공 장　ㅅㅇㅡ / ㅗㅏㅇㄴ / ㅂㅇㅗ → 완 봉 승

ㅇㄹㅓ / ㅜㅖㄱㄴ / ㄱㅗㅏ → 월 계 관　ㄷㄴㅗ / ㅣㅇㅈㅏ / ㄱㄱㅜ → 된 장 국

ㄹㅜㅇ / ㅣㅏㄹ / ㄴㅏ → 우리나라　ㄴㅏㅁ / ㅜㅇㅓ / ㅈㅣ → 아주머니　ㅅㅅㅗ / ㅣㄹㅇ / ㅏㅏ → 사사로이

- 22쪽

ㅣㅁㅈ / ㅜㅁㅐ / ㄹㅗ → 모래무지　ㄴㅁㅈ / ㅎㅓㅗ / ㅜㅣ → 호주머니　ㅗㅂㅗ / ㅎㅗㅊ / ㅈㅣ → 보호조치

ㅊㅏㅅ / ㄹㅕㅂ / ㅡㅇㅣ → 벼슬아치　ㅎㅇㅂ / ㅈㅏㅏ / ㅓㅣㄹ → 할아버지　ㄱㄱㅁ / ㅅㅇㅗ / ㅜㅡㅣ → 소금구이

ㅗㅅㅜ / ㄷㅗㄱ / ㅈㅣㄲ → 수도꼭지　ㄷㅇㅇ / ㅗㅗㅏ / ㄴㅜㅁ → 오동나무　ㄴㄹㅇ / ㅇㅇㅣ / ㅏㅣㅓ → 어린아이

•23쪽

ㄱ ㄷ ㄹ / ㅁ ㅇ ㅇ ㅓ / ㅓ ㅡ ㅣ — 금덩어리

ㄱ ㅁ ㅁ / ㅁ ㅈ ㅇ ㅏ / ㅏ ㅡ ㅣ — 마음가짐

ㅏ ㄴ ㅏ / ㄹ ㅁ ㅁ ㅡ / ㅂ ㅡ ㅇ — 바른마음

ㅇ ㅇ ㅇ ㅏ / ㅈ ㅗ ㄷ ㄹ / ㅂ ㅐ ㅣ — 장돌뱅이

ㄹ ㅜ ㅂ ㅂ / ㅂ ㅓ ㅓ ㅁ / ㅈ ㅠ ㅇ — 불법점유

ㄱ ㅈ ㄴ ㅂ / ㅎ ㅇ ㅈ ㅓ / ㅏ ㅏ ㅏ — 적반하장

ㄹ ㅜ ㅂ ㅗ / ㄹ ㅇ ㅏ ㅈ / ㅇ ㅐ ㅅ — 불로장생

ㄱ ㅇ ㅕ ㅐ / ㄷ ㄹ ㅅ ㅣ / ㄱ ㅅ ㅐ — 대경실색

ㅏ ㅅ ㄴ ㅗ / ㄱ ㅏ ㄱ ㅏ / ㅎ ㄱ ㅛ — 사관학교

•24쪽 금강산, 선생님, 고양이, 우리나라, 대한민국, 팔도강산, 할아버지 점심시간, 사과나무, 전통예절, 욕심쟁이

•25쪽 ① 마 ② 용 ③ 방 ④ 장

•26쪽 ①②③ 학 ④⑤⑥ 지

•27쪽 ① 수 ② 악 ③ 지 ④ 비 ⑤ 물

•31쪽 1. ○ 2. × 3. ○ 4. ○ 5. × 6. ○

•32쪽 1. × 2. ○ 3. ○ 4. × 5. × 6. ×

•28쪽

나들이 바둑이

이발소

소여물 소나무

물방개 무지개

개나리

•29쪽

기사

사장 사이다 사치

장군 다시마 치유

군대 마굿간 유치원

대학교 간이역 원숭이

교사 역사 이사

•30쪽

고	기	바	사	장	님
색	사	좀	발	전	탕
장	과	꽃	이	승	원
수	삼	국	수	객	사
출	칠	장	도	창	군
장	소	위	리	본	적

•34쪽

3 셋 / 삼

5 다섯 / 오

6 여섯 / 육

8 여덟 / 팔

9 아홉 / 구

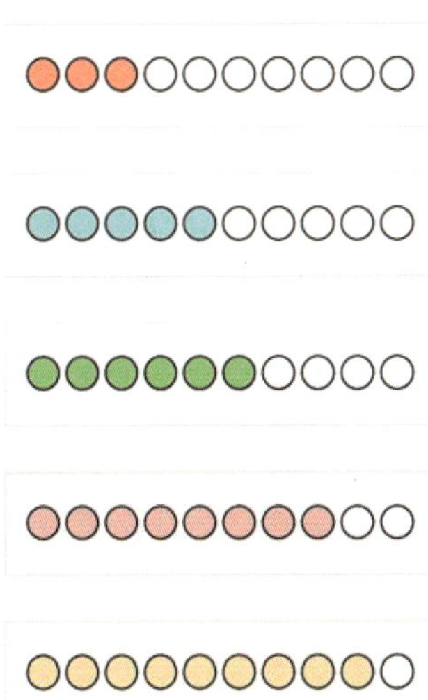

•35쪽

5 6 7 8 9 10

7 6 5 4 3

3 4 5 6 7 8 9

20 → 21 → 22 → 23 → 24 → 25

26 → 27 → 28 → 29 → 30 → 31

•36쪽

5 6 7 9 4

6 1만큼 더 큰 수 ⇒ 7 2만큼 더 큰 수 ⇒ 9

3 6 9 4

•37쪽

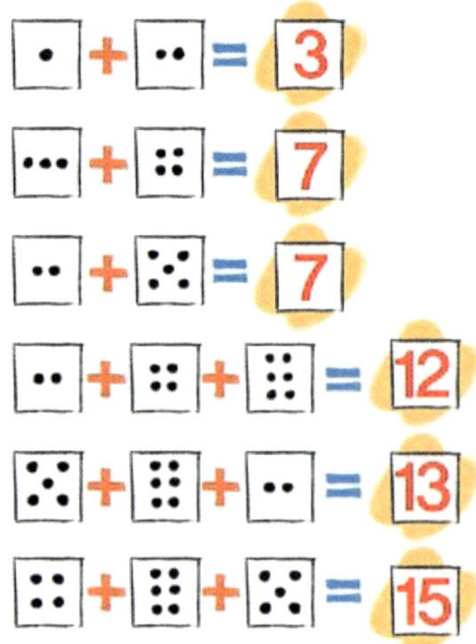

•38쪽

	6	
2	3	5
	1	

	5	
1	2	7
	3	

	7	
2	3	5
	0	

	15	
7	4	9
	1	

	4	
1	12	7
	4	

	1	
10	7	3
	12	

	1	
6	17	7
	12	

	11	
20	6	4
	13	

	8	
7	10	13
	12	

•39쪽

1	3	3	5
0	7	6	2
2	5	1	3
1	2	4	4

5	6	4	3
5	7	8	3
9	3	2	4
1	2	4	4

•40쪽

넷	◆◆◆◆◇◇◇◇◇◇
넷째	◇◇◇◆◇◇◇◇◇◇

일곱	●●●●●●●○○○
일곱째	○○○○○○●○○○

•41쪽

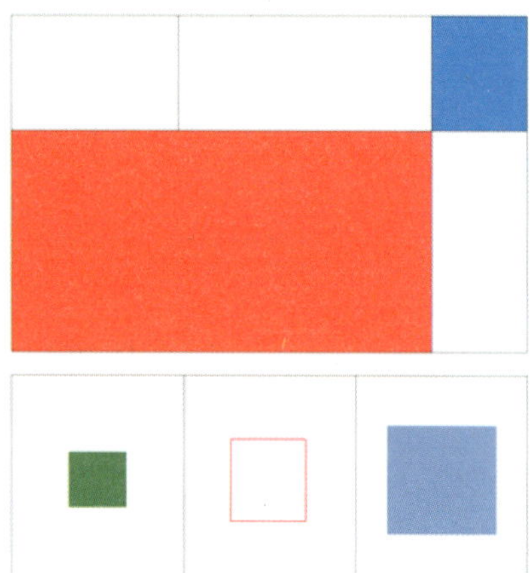

•42쪽

1 + 9 = 10　　5 + 13 = 18
9 − 3 = 6　　27 − 1 = 26
4 × 2 = 8　　6 × 5 = 30
8 ÷ 2 = 4　　39 ÷ 3 = 13

11 + 5 = 16 > 27 − 13 = 14
20 − 10 = 10 < 10 + 1 = 11
7 × 2 = 14 > 35 ÷ 5 = 7
12 ÷ 4 = 3 > 0 × 3 = 0
21 − 6 = 15 > 3 × 3 = 9

•43쪽

5 + 3 = 8　　11 + 5 = 16
9 + 11 = 20　　30 − 2 = 28
3 × 6 = 18　　18 ÷ 2 = 9
7 + 8 = 15　　24 ÷ 4 = 6
5 − 3 = 2　　20 − 3 = 17

20 = 15 + 5　　36 = 22 + 14
= 2 × 10　　= 6 × 6
= 4 × 5　　= 72 ÷ 2
= 23 − 3　　= 45 − 9
= 40 ÷ 2　　= 30 + 6

•44쪽

1	2	4	3
3	4	1	2
4	3	2	1
2	1	3	4

4	1	6	2	5	3
2	3	5	4	1	6
3	5	2	1	6	4
1	6	4	5	3	2
5	4	3	6	2	1
6	2	1	3	4	5

1	2	5	6	3	4
6	4	3	1	2	5
5	1	6	2	4	3
4	3	2	5	6	1
2	5	4	3	1	6
3	6	1	4	5	2

•45쪽

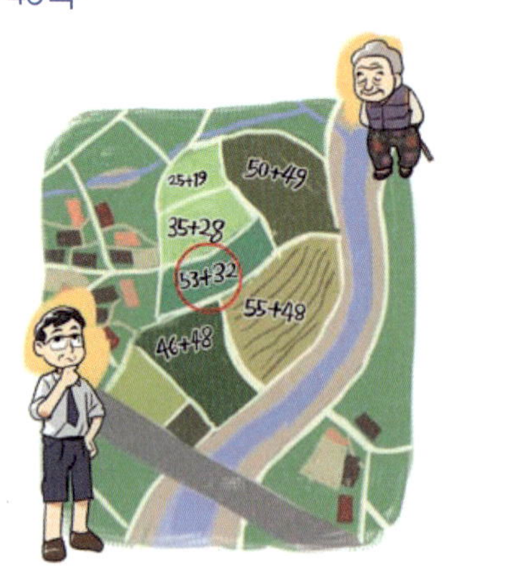

• 25평 + 19평 = (44 평) □　　• 50평 + 19평 = (69 평) □
• 35평 + 28평 = (63 평) □　　• 53평 + 32평 = (85 평) ☑
• 46평 + 48평 = (94 평) □　　• 55평 + 48평 = (103 평) □

•46쪽

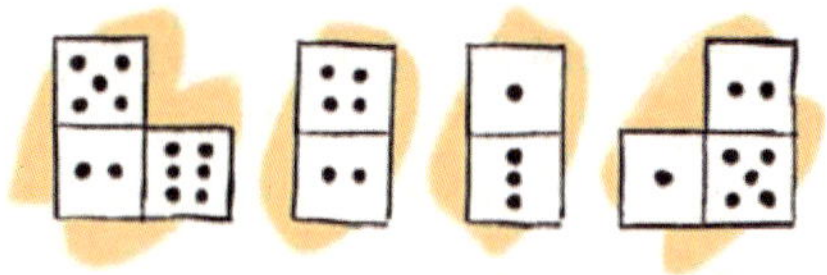

1 (③) 2 (②) 3 (①) 4 (④)

•47쪽 1. 4m 50cm 2. 45cm 3. 6m 50cm =13걸음

•48쪽 1. <

2. ① 동전 개수 24개 ② 동전 개수 20개

3. ① 500원 1개/100원 5개/10원 18개

② 500원 2개/100원 7개/10원 11개

4. ① 1180원 ② 1711원

•49쪽

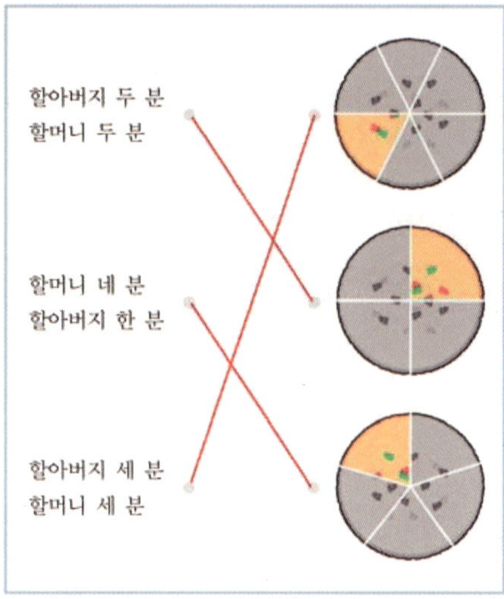

•52쪽 개

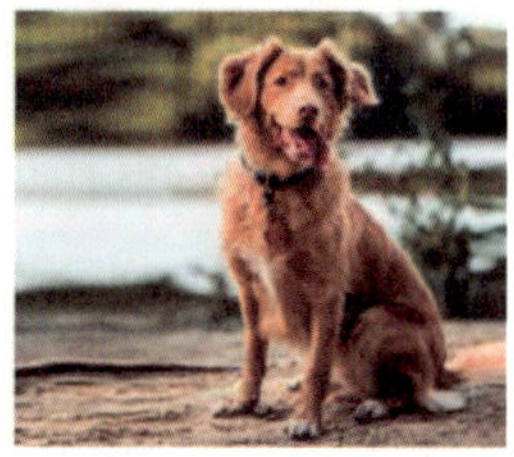

•50쪽 **문제1** ③ 24 **문제2** ③ 12 **문제3** ③ 60 **문제4** ③ 12

•53쪽 고래(⑧), 꿩(③), 고양이(⑨), 까마귀(⑦), 원숭이(⑫), 등잔(①), 오리발(⑪), 가재(⑩)

•54쪽

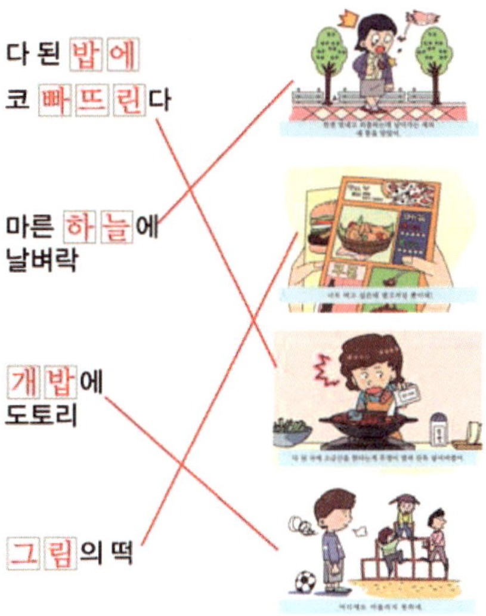

•55쪽

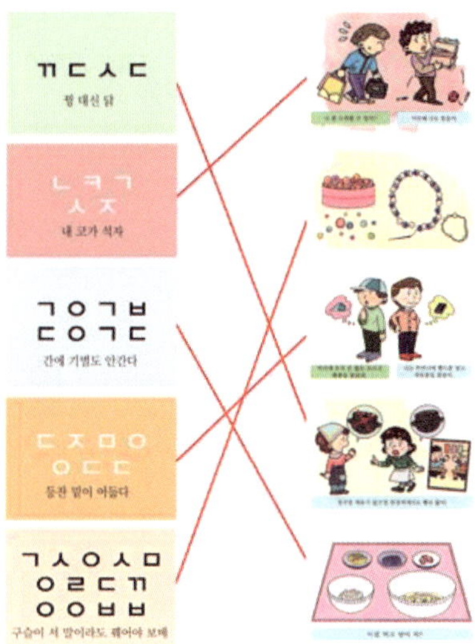

•56쪽

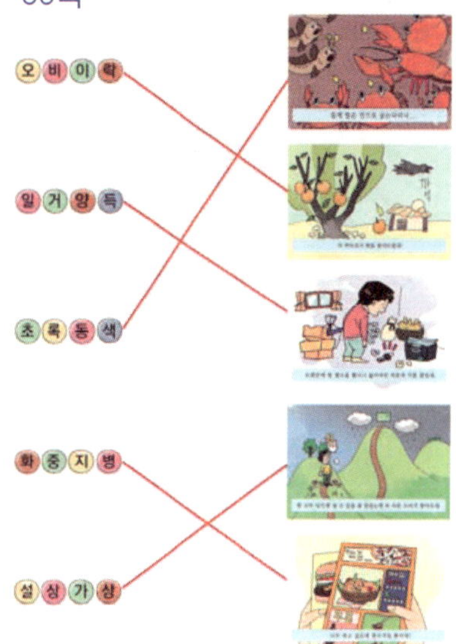

•57쪽

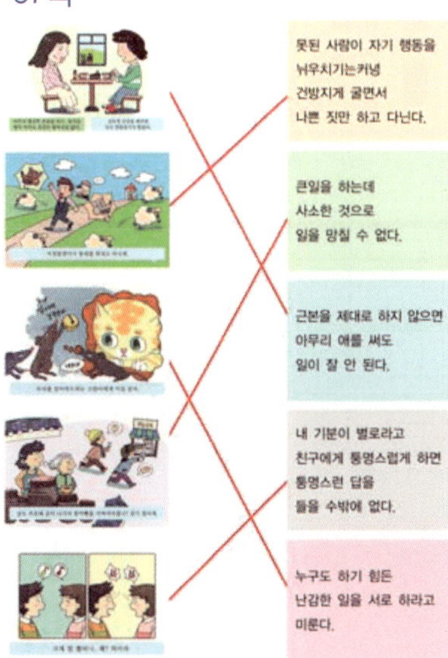

•58쪽 1. ④⑧⑫ ③ ⑬ ㉔①⑩ 2. ⑯②㉓ ⑭ ⑲

•59쪽 1. ⑦⑲⑥④ ⑳⑪㉑ 2. ㉒①⑫ ㉔ ⑧⑫⑩④ ⑯⑱② ⑬㉕

•64쪽

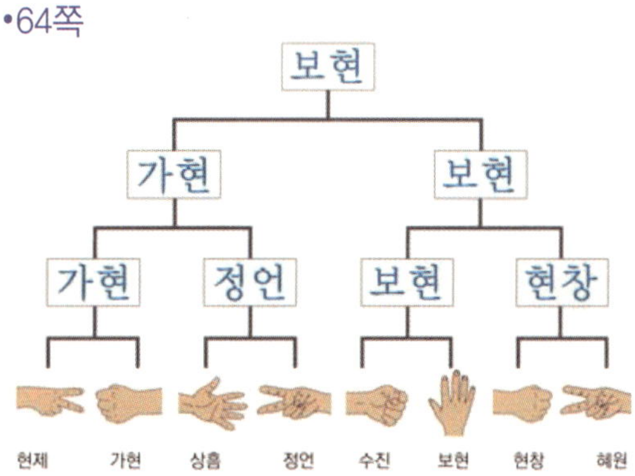

•65쪽 **1.** 28일 **2.**13일 **3.** 8월 26일, 9월 2일

•67쪽 **농기구** : 낫, 호미, 삽, 쇠스랑 **과일** : 사과, 키위, 참외, 딸기, 바나나 **요리도구** : 국자, 뒤집개, 집게

•68쪽 **1.** 사과, 바나나, 딸기, 참외, 키위 **2.** 없음 **3.** 바나나 **4.** 딸기→키위→사과→참외→바나나 **5.** 딸기

•70쪽

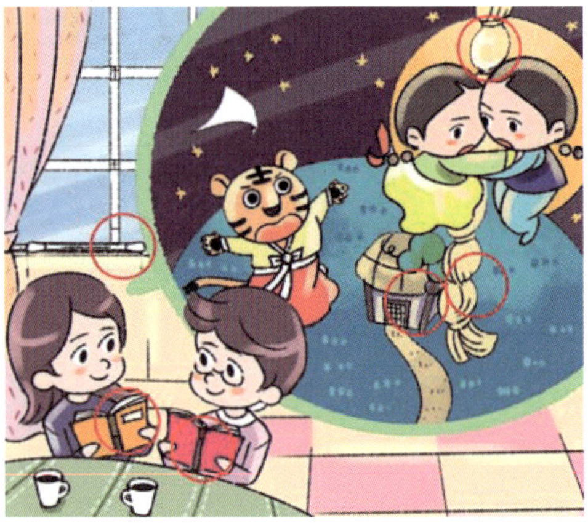

•71쪽

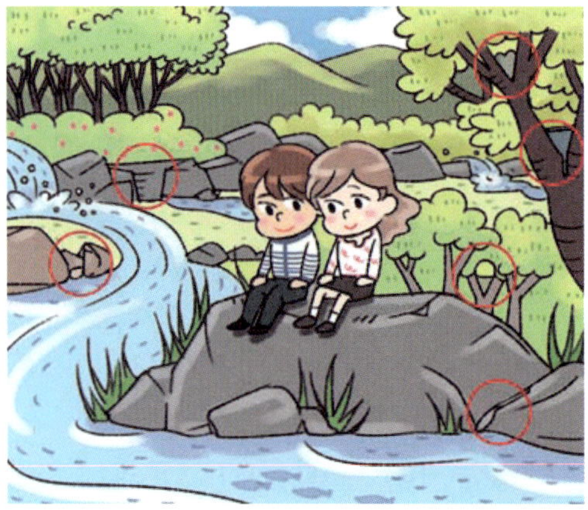

•73쪽

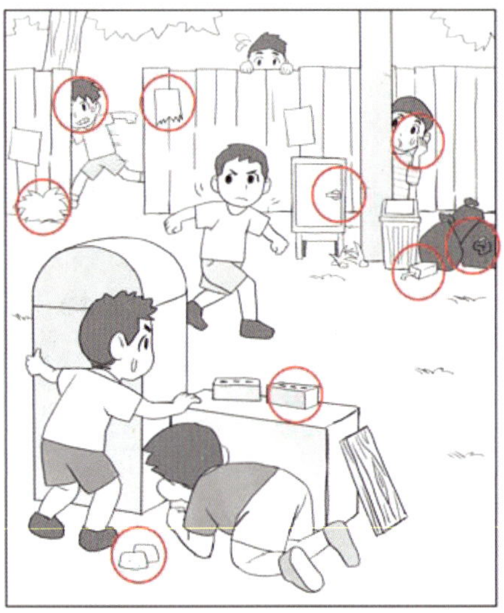

•75쪽

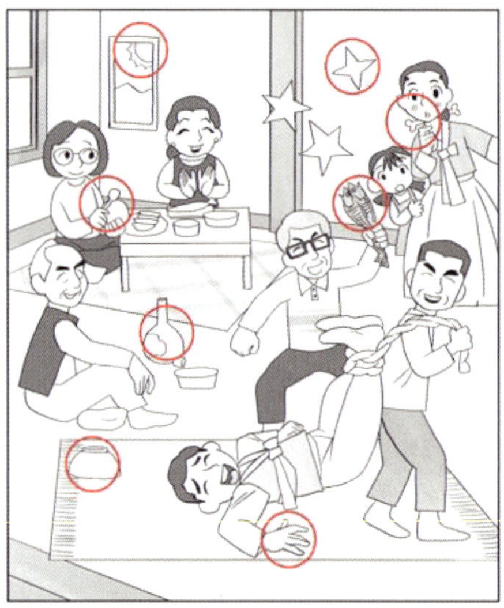

•76쪽

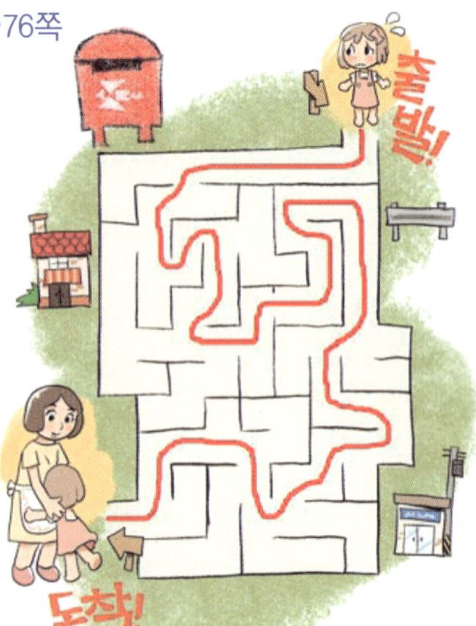

•77쪽

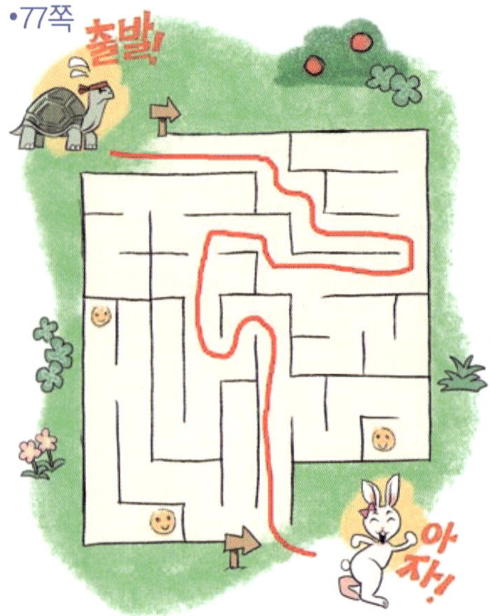